Krafttraining

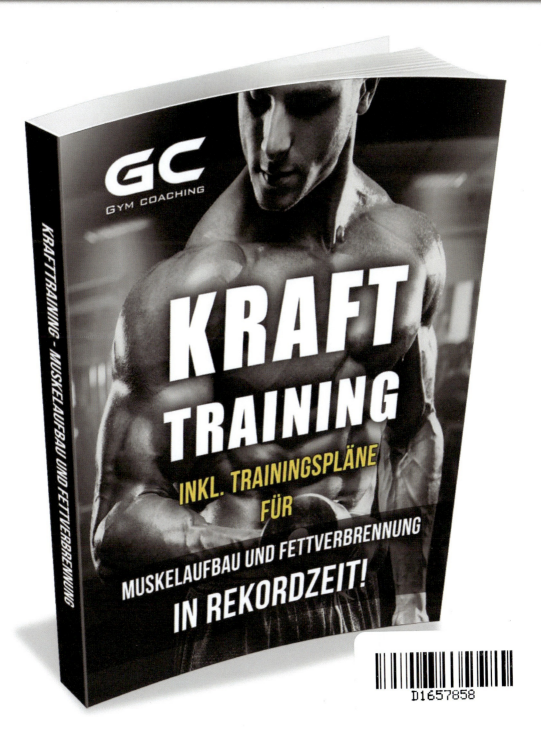

Vorwort

Muskelaufbau ist einfach!

Auch, wenn Du das jetzt gerade nicht glaubst. Auch, wenn Du schon jahrelang versuchst, Muskeln aufzubauen und es bis jetzt noch nicht so richtig geschafft hast.

Muskeln aufbauen kann wirklich jeder!

Wie einfach das ist, das erfährst Du hier in diesem Buch.

Hier werden extrem effektive Methoden gezeigt, wie Du Deine Muskeln richtig zum Wachsen bringst!

Egal, ob Du nur Deine Fitness etwas steigern willst oder ob Du richtig starke Muskeln aufbauen möchtest - für beide Ziele findest Du hier die passenden Ansätze.

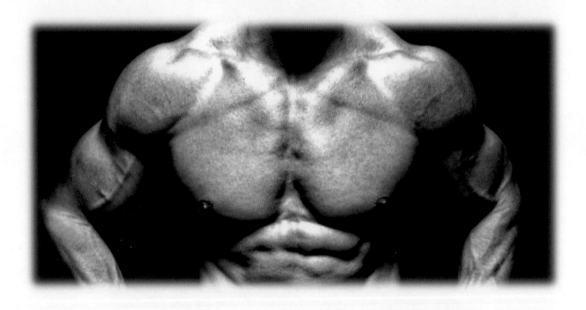

Wie arbeitest du mit diesem Buch richtig?

Das Buch gliedert sich in **4 Kapitel**.

Die Inhalte in diesem Buch solltest du alle genau in der Reihenfolge lesen, wie diese aufgeschrieben wurden. Nur, wenn du alle Prinzipien hier genau beachtest, wirst du den maximalen Erfolg mit diesem Buch erreichen können. Deswegen ist es wichtig, dass du alles Schritt für Schritt durchliest und genauso umsetzt. Die Inhalte hier in diesem Buch sind so aufgebaut, dass diese ineinandergreifen und aufeinander aufbauen.

Zum Anfang, in **Kapitel 1**, werden Grundlagen aufgegriffen. Trotzdem solltest du dir diese durchlesen, auch wenn du schon länger trainierst. Erfahrungsgemäß ist es so, dass die meisten Leute nämlich schon bei den Grundlagen vieles falsch machen oder einfach unbeachtet lassen.

Danach wird die ganze Thematik in **Kapitel 2** vertieft. Dabei gehe ich auf spezielle Themen ein, welche für das Muskelwachstum extrem wichtig sind.

In **Kapitel 3** bekommst du die Trainingspläne und die Zugangsdaten zum Download-Bereich. Im Download-Bereich befindet sich zusätzlich ein ausführliches Erklärungs-Video zu den verschiedenen Trainingsplänen.

In **Kapitel 4**, der Ernährungslehre, werden alle wichtigen Themen zur Ernährung besprochen.

Beim Bodybuilding und Krafttraining ist es so, dass alles stimmen muss, nicht nur das Krafttraining selbst. Die meisten konzentrieren sich nur darauf, dass sie möglichst viel Gewicht bewegen und lassen dabei andere essentielle Bestandteile des Trainings unbeachtet.

Um deinen Muskeln einen extremen Wachstums-Schub zu verpassen, diese dauerhaft zum Wachsen zu bringen und dabei auch noch deine Fettverbrennung massiv anzukurbeln, musst du die hier dargelegten Prinzipien nicht nur verstehen, sondern auch wirklich ernst nehmen und auch umsetzen.

Die Inhalte hier in diesem Buch werden aus verschiedenen Perspektiven betrachtet. Das heißt, sie werden detailliert und genau aufgeschlüsselt, denn so wirst du ein besseres und tieferes Verständnis für die Inhalte aufbauen und dein erworbenes Wissen auch direkt beim Training anwenden können.

Alles, was du in diesem Buch liest, ist praxiserprobt und funktioniert zu 100%!

Inhaltsverzeichnis

1 Das Fundament für den Muskelaufbau 6
   1.1   Einführung in das Krafttraining 6
   1.2   Warum die meisten nur mäßige Erfolge haben 9
   1.3   Die Grundlage für jeden Muskelaufbau 10
   1.4   Die richtige Ernährung 13
   1.5   Das richtige Training 20
   1.6   Die richtige Regeneration 28

2 Bodybuilding-Lehre 32
   2.1   Einführung in die Bodybuilding-Lehre 32
   2.2   Freie Gewichte oder Geräte – was ist effektiver? 33
   2.3   Die richtigen Wiederholungzahlen 36
   2.4   Trainingssätze – wie viele Trainingssätze sind nötig 38
   2.5   Die richtigen Pausen zwischen den Trainingssätzen 41
   2.6   TUT - die richtige Zeit der Muskelspannung 43
   2.7   Muskelaufbau durch synergetische Übungen 45
   2.8   Superkompensation – Trainingsreiz zum Zeitpunkt! 49
   2.9   Prinzip der Varietät 52
   2.10 Faktoren der Trainings-Arten - Zusammenfassung 62
   2.11 Auswirkungen vom Krafttraining auf den Körper 64
   2.12 Die richtige Intensitätssteigerung beim Krafttraining 67
   2.13 Übertraining – deswegen wächst dein Muskel nicht 71
   2.14 Split-Training – die richtige Aufteilung der Muskelgruppen 73
   2.15 Muskelaufbau und Konditionssport? 87
   2.16 Maximale Fettverbrennung – der Stoffwechsel 93

3 Muskelaufbau Trainingspläne 97

4 Die Ernährungs-Lehre 98

4.1 Einführung Ernährungslehre 98
4.2 Gesunde und fitnessorientierte Ernährung 99
4.3 Elf (11) sehr gesunde Lebensmittel 103
4.4 Was sind Kalorien und berechnet man diese? 106
4.5 Wie berechnet man die Kalorien richtig? 109
4.6 Eiweiß-Trick – mehr Eiweiß aufnehmen, ohne mehr zu essen 115
4.7 Die besten Eiweiß-Lieferanten 118
4.8 Die gesündesten Kohlenhydrat-Lieferanten 119
4.9 Die gesündesten Fett-Lieferanten 121
4.10 Überblick über alle Vitamine, Wirkung und ihr Vorkommen 123
4.11 Nährwert-Tabellen – Nährstoffe auf einen Blick 127
4.12 Welche Nahrungsergänzung ist sinnvoll? 131
4.13 Zehn Tipps für gesundes Essen und somit besseren Muskelaufbau und eine schnellere Fettverbrennung 133

1 Das Fundament für den Muskelaufbau
1.1 Einführung in das Krafttraining

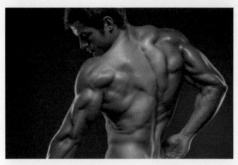

Im Nachfolgenden werden mehrere Prinzipien vorgestellt, welche alle für ein richtiges und perfektes Training wichtig sind.

Alle Prinzipien solltest du wirklich berücksichtigen, da diese in der Gesamtheit relevant sind.

Deswegen gehe ich hier alles schrittweise durch und erkläre dir genau, was alles wichtig ist und wie du alles optimal umsetzen solltest, um möglichst viel Muskulatur aufzubauen, maximal deine Kraft zu steigern und viel Fett zu verbrennen. Alles greift ineinander und nur bei Beachtung aller Grundsätze wird deine Muskulatur vernünftig wachsen.

Wenn man Muskeln aufbauen will, dann ist es wichtig, sich zuerst mit den Grundlagen bzw. den fundamentalen Dingen zu beschäftigen, denn darauf basiert jedes Fitness-Programm.

Aber es ist selbstverständlich auch wichtig, sich mit tiefgründigen Thematiken zu auseinanderzusetzen, damit du dein eigenes Training optimieren kannst und so dein Potenzial voll ausschöpfst.

Aber zunächst einmal auf der nächsten Seite eine Übersicht zu den Inhalten hier in diesem Buch, welche zum Krafttraining (Kapitel 1 + 2) besprochen werden.

Hier werden alle Faktoren aufgezeigt, die für das Krafttraining berücksichtigt werden müssen.

Krafttraining
Muskelaufbau und Fettverbrennung

Start

- Das Fundament (Kapitel 1)
- Freie Gewichte (Kapitel 2.2)
- Die richtigen Wiederholungszahlen (Kapitel 2.3)
- Die richtige Anzahl der Trainingssätze (Kapitel 2.4)
- Die richtigen Pausen zwischen den Sätzen (Kapitel 2.5)
- Die richtige TUT (Kapitel 2.6)
- Synergetische Übungen (Kapitel 2.7)
- Die Superkompensation (Kapitel 2.8)
- Prinzip der Varietät (Kapitel 2.9)
- Faktoren der Trainings-Arten (Kapitel 2.10)
- Die Auswirkungen vom Krafttraining (Kapitel 2.11)
- Beim Training richtig steigern (Kapitel 2.12)
- Übertraining vermeiden (Kapitel 2.13)
- Die richtige Aufteilung der Muskelgruppen (Kapitel 2.14)
- Muskelaufbau und Konditionssport (Kapitel 2.15)
- Stoffwechsel - maximale Fettverbrennung (Kapitel 2.16)

Die Übersicht zum Krafttraining soll verdeutlichen, dass der Muskelaufbau immer von mehreren Faktoren abhängig ist! Nur, wenn man alles zusammen beachtet, nur dann werden die Muskeln wirklich vernünftig wachsen!

Alle 16 Punkte in der Übersicht sind wichtig! Wenn du das Maximale aus deinem Training rausholen willst, dann musst du alle 16 Punkte wirklich berücksichtigen. Jeder Punkt, der vernachlässigt wird, wirkt sich negativ auf deinen Trainingserfolg aus.

Wenn du 10 Dinge davon falsch machst, dann ist es ganz klar, weshalb deine Muskeln nicht wachsen.

Ich verspreche dir aber zu 100%, dass Du gigantische Muskelzuwächse bekommst, wenn du diese 16 Punkte beachtest!

Setze also wirklich <u>alle 16 Punkte</u> aus der Übersicht um!

Da du ja von mir in diesem Buch im Kapitel 3 noch mehrere Trainingspläne bekommst, sollte es für dich ein Kinderspiel sein, alle Faktoren aus der Übersicht zu berücksichtigen bzw. umzusetzen. Arbeite aber bitte zuerst das Buch durch, damit du auch genau weißt, wie du mit den Plänen trainieren solltest.

1.2 Warum die meisten nur mäßige Erfolge haben

Die meisten haben deswegen nur mäßige oder sehr schlechte Erfolge beim Training, weil sie sich auf die falschen Dinge konzentrieren!

Diesen Fehler machen wirklich sehr viele Leute.

- Ob Deine Schrägbank beim Training bei einer Schräge von 30° oder bei einer Schräge von 35° liegt, das ist völlig egal!
- Ob du heute 200g Pute oder 200g Hähnchen isst, auch das ist völlig egal!
- Ob du heute einen Apfel und eine Banane isst oder ob du heute eine Kiwi und eine Mango isst, auch das ist völlig gleichgültig!
- Irgendwelche Isolationsübungen für irgendwelche ganz kleinen Muskelgruppen am Körper, die absolut keine Bedeutung haben, sind völlig überflüssig!
- Irgendwelche total unnatürlichen Bewegungen oder Verrenkungen beim Training, welche eine Übung darstellen sollen, sind völlig fehl am Platz!
- Experimente beim Training, die nichts mit einem natürlichen Bewegungsablauf zu tun haben, sind komplett aus dem Training zu streichen. Damit baut man keine Muskulatur auf!

Ich glaube, es ist klar, was ich meine. Mit solchen unwichtigen Details und Einzelheiten verschwendest du deine Zeit! Die genannten Dinge machen nur einen sehr geringen Bruchteil des Erfolges beim Training aus und sind daher überhaupt nicht ausschlag-gebend für deinen Erfolg beim Training.

Du musst dich auf das konzentrieren, was 80% oder 90% des Erfolges beim Training ausmacht! Um richtig Muskeln aufzubauen und Fett zu verbrennen, musst du die wirklich wichtigen Aspekte beim Training beachten!

Das heißt, du musst lernen, was wirklich wichtig beim Training ist und dich _nur_ darauf konzentrieren - sonst ist das wirklich einfach nur Zeitverschwendung!

Man muss sich natürlich nicht mit allem bis ins letzte Detail befassen. Du musst nicht wissen, wie eine Körperzelle aufgebaut ist und welche Bestandteile diese hat.

Du musst nur wissen, was du für den Muskelaufbau brauchst und was dafür wichtig ist – alles andere ist erstmal völlig egal.

Die wirklich wichtigen Dinge für ein optimales Training erfährst du hier in meinem Buch!

1.3 Die Grundlage für jeden Muskelaufbau

Schon bei den Grundlagen scheitern die meisten!

Ich hoffe, dass du nicht zu diesen Leuten gehörst, welche die Grundlagen nicht beachten, sich dann aber im Nachhinein beschweren, dass die Muskeln nicht wachsen. Ein Muskel kann nur 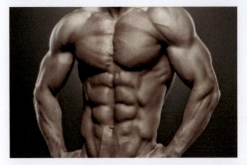 dann wachsen, wenn die Grundlage dafür besteht. Du kannst auch kein Haus errichten, wenn du nicht vorher ein Fundament aus Beton legst, oder?

Ich werde dir in diesem Buch zu 100% zeigen, wie du endlich Muskeln aufbaust und ich verspreche dir, dass Du dieses Ziel auch zu 100% erreichen wirst, wenn du das befolgst, was hier in diesem Buch steht!

Also packen wir es zusammen an!

Für den Muskelaufbau zählen genau drei Punkte! Darauf baut alles auf. Wenn du nur einen Punkt davon nicht vernünftig einhältst, dann wird deine Muskulatur nicht wachsen – selbst wenn die beiden anderen Punkte komplett stimmen. Auch wenn die beiden anderen Punkte sogar perfekt abgestimmt sind und nur ein Punkt nicht ganz passt, wird deine Muskulatur nicht wachsen! Das musst du dir sofort von Anfang an klarmachen. Und es ist so, dass die Leute, die es nicht schaffen, richtig Muskeln aufzubauen, irgendwo einen Fehler machen! Das weiß ich zu 100%, da ich selbst gelernter Sport- und Fitnesskaufmann bin, unter anderem mehrere Trainer-Lizenzen besitze und auch einige Zeit im Fitnessstudio gearbeitet habe und dort insgesamt mehrere hundert Leute schon betreut habe. Ich weiß ganz genau, dass du andernfalls irgendwo einen Fehler machst, wenn du es nicht schaffst, Muskeln aufzubauen.

Das ist aber nicht schlimm!

Deswegen bin ich jetzt hier und helfe Dir dabei!

Ok, fangen wir aber zuerst mit den wichtigsten Grundlagen an…

Die gerade erwähnten drei Punkte sind:

1. Die Ernährung
2. Das Training
3. Die Regeneration

Alle drei Punkte sind gleichwichtig!

Nur wenn du diese drei Punkte richtig und perfekt aufeinander abstimmst, nur dann wirst du eine richtige Muskulatur aufbauen können! Falls du jetzt denkst, dass dies nichts außergewöhnlich

Neues ist, dann hast du Recht. Das Problem an dem Ganzen ist aber, dass trotzdem sehr viele Personen nicht richtig verstehen, wie extrem wichtig genau diese drei Punkte sind.

Ich hoffe, dass du diese drei Punkte etwas ernster betrachtest. Diese drei Punkte, also die Ernährung, das Training und die Regeneration stehen in einer direkten Verbindung zueinander. Damit ist einfach gemeint, dass diese sich gegenseitig beeinflussen.

Wirkung der Ernährung

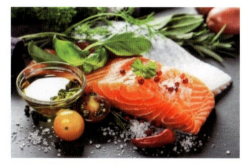

Wenn du zu wenig isst, dann wird sich dein Training verschlechtern. Das ist eigentlich ganz klar und logisch.

Du wirst schwächer und kannst nicht mit 100% Leistung trainieren.

Auch deine Regeneration wird darunter leiden, weil deine Muskeln nicht vernünftig bzw. nicht richtig mit Nährstoffen versorgt werden. Das heißt somit, dass deine Muskeln bei einer mangelnden und / oder unausgeglichenen Ernährung nicht vernünftig wachsen, weil sie in der Regenerationsphase nicht ausreichend mit Eiweißen und sonstigen essentielle Nährstoffen versorgt werden.

Wirkung des Trainings

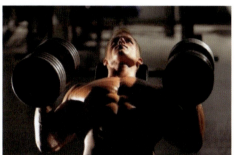

Umgekehrt hat das Training Einfluss auf deine Ernährung, denn je öfter, mehr und härter du trainierst, desto mehr musst du auch essen. Dies wird auch von sehr vielen Leuten vergessen bzw. nicht ausreichend beachtet.

Die meisten essen genau die gleichen Portionen wie in der Zeit als sie noch nicht trainiert haben.

Du musst selbstverständlich viel mehr essen, wenn du hart trainierst, denn dein kompletter Nährstoffverbrauch steigt durch das Krafttraining enorm an. Je mehr du mit deinem Auto fährst, umso mehr musst du auch logischerweise tanken.

Umso mehr du trainierst, desto mehr Nährstoffe verbrauchst du – also das gleiche Prinzip. Natürlich verlängern sich auch deine Schlaf- bzw. Regenerations-Phasen durch das lange und harte Training. Ein hartes und langes Training beansprucht deinen Körper sehr stark und dieser braucht dann mehr Ruhe und eine längere Regenerationszeit. Somit sieht man auch hier wieder die Verbindung der drei Punkte zueinander.

Wirkung der Regeneration

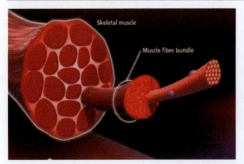

Zuletzt beeinflusst die Regenerationszeit auch dein Training und Deine Ernährung.

Wenn du nämlich zu wenig schläfst oder generell deinem Muskel nicht genügend Zeit gibst, um sich aufzubauen, dann wird dein Muskel nicht vernünftig wachsen und auch nicht stärker werden - somit wird dein Training darunter leiden.

Eine zu kurze Regenerations-Zeit wirkt sich wiederum auch auf deine Ernährung aus. Dadurch wird dein Körper eventuell noch mehr Nährstoffe verbrauchen, da er dann versucht, den Mangel an Regenerations-Zeit zu kompensieren. Ich denke, man sieht deutlich, wie wichtig diese drei Punkte bzw. Faktoren sind.

Wobei eigentlich „wichtig" hier der falsche Ausdruck ist. Diese 3 Punkte sind nicht nur wichtig, sondern unumgänglich!

Ohne diese 3 Punkte gibt es keinen Muskelaufbau und somit auch keine vernünftige Fettverbrennung. Deswegen achte unbedingt darauf, dass du diese 3 Punkte genau aufeinander abstimmst und alle drei berücksichtigst!

Im nachfolgenden Abschnitt gehe ich noch viel intensiver auf diese Faktoren ein, um hier wirklich ein tiefes und breites Wissen zu vermitteln. So wirst du ein besseres Verständnis für die Wirkung und die gegenseitige Beeinflussung dieser aufbauen. Dabei möchte ich vor allem auf häufige Fehler eingehen.

1.4 Die richtige Ernährung

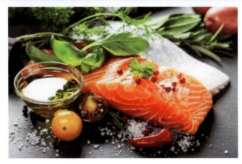

Der Muskel wächst aus dem, was du isst. Das ist eine ganz einfache Sache.

Wenn du nicht auf eine vernünftige Ernährung achtest, wird dein Muskel nie wachsen – egal, ob du ordentlich trainierst oder sonstiges.

Ohne eine komplett ausgeglichene Zufuhr von Nährstoffen – und das auch täglich – wird sich nichts an deinem Muskel verändern. Du musst also jeden Tag vernünftig essen. Was ich mit „vernünftig essen" meine, erkläre ich dir noch genauer in diesem Buch.

An diesem Punkt scheitern schon extrem viele! Die meisten Leute essen nämlich einfach nicht genug, führen irgendwelche Experimente mit ihrer Ernährung durch oder sie essen das Falsche.

Wenn du Muskeln aufbauen willst, dann musst du viel essen! Mit „viel essen" meine ich nicht 2 Toastbrote zum Frühstück. Wenn ich selbst nur 2 Toastbrote zum Frühstück essen würde, dann würde ich im Laufe des Tages an Unterernährung verhungern. Mit „viel essen" meine ich, dass du über dein Hungergefühl hinaus essen musst, und das sind nicht nur 2 Toastbrote! Wenn du satt bist, dann musst du noch mehr essen! Über dein Hungergefühl hinaus! Nur so funktioniert Muskelaufbau! Das ist kein Geheimnis. Das heißt natürlich nicht, dass du so viel essen solltest, dass dein Körperfettanteil steigt. Das sollte zum größten Teil vermieden werden. Es gibt daher selbstverständlich Grenzen bei der Nahrungszufuhr. Das heißt somit, dass man mit der Kalorienzufuhr nicht komplett übertreiben sollte.

Es geht natürlich um den Muskelaufbau und nicht um eine Körperfett-Zunahme.

Da ich aber selbst im Fitnessstudio gearbeitet und dort auch täglich Ernährungs-beratungen gegeben habe, weiß ich ganz genau, wie schwer es den Leuten fällt, sich einfach nur ausgewogen und ausreichend zu ernähren. Deswegen wiederhole ich das 100-mal noch - du musst genug essen, wenn du Muskeln aufbauen willst! Dein Trainingserfolg ist zu 100% von deiner Ernährung abhängig!

Ok, aber was genau ist denn eigentlich genug?

Die Ernährung besteht aus drei Makronährstoffen. Dies sind einmal:

1. Eiweiße (4,1 kcal)
2. Fette (9,3 kcal)
3. Kohlenhydrate (4,1 kcal)

Das wird den meisten bekannt sein. Beim Muskelaufbau ist es wichtig, dass diese drei Nährstoffe zu bestimmten Anteilen gedeckt werden. Wenn man richtig Muskel-Masse aufbauen will, dann muss man allerdings insgesamt mehr Kalorien zu sich nehmen als man verbraucht. (Natürlich werde ich auch noch auf die Kalorien ausführlich eingehen und zwar im **Kapitel 4**, der Ernährungslehre. Dort erkläre ich dir dann genau, wie du die Kalorien richtig berechnest und wie du diese auf dich selbst abstimmen kannst.)

Kommen wir aber zu den drei Makronährstoffen. Hier soll es darum gehen, wie viel du jeweils von diesen zu dir nehmen musst.

Genug Eiweiß

Genug Eiweiß ist, wenn du täglich ca. 2 – 3 g Eiweiß pro Kilogramm Körpergewicht zu dir nimmst. Wobei eigentlich 2 g Eiweiß pro Kilogramm Körpergewicht schon meistens ausreichen bzw. völlig genug sind.

Genug Kohlenhydrate

Genug Kohlenhydrate sind, wenn du am Tag ca. 3 – 7 g Kohlenhydrate pro Kilogramm Körpergewicht zu dir nimmst. Irgendwo in der Mitte oder leicht drüber solltest du dich am besten aufhalten. (Natürlich je nach deinem Trainingsziel)

Genug Fett

Genug Fett ist, wenn du jeden Tag ca. 0,8 – 1,2 g Fett pro Kilogramm Körpergewicht zu dir nimmst. Hier solltest du dich auch wieder ungefähr in der Mitte halten. (Hiermit sind natürlich nur die gesunden Fette gemeint. Welche das sind, erfährst du später im **Kapitel 4**, der Ernährungs-Lehre.)

Makronährstoffe - Tagesbedarf in %

Prozentual gesehen, sollte man, je nachdem, ob man gerade Muskeln aufbauen, sein Gewicht halten oder Fett verbrennen will, ungefähr die Prozente in den gleich folgenden Abbildungen einhalten.

Die gleich folgenden Abbildungen zeigen den prozentualen Bedarf des jeweiligen Makronährstoffes am gesamten Tagesbedarf der Kalorien an.

Man sollte es aber nicht übertreiben mit der Genauigkeit. Die nachfolgenden Werte sollen lediglich nur die Tendenzen darstellen und ein Bewusstsein dafür schaffen, wie sich die Ernährung jeweils zum Trainingsziel verhält.

Es ist nicht möglich und auch nicht nötig, sich zu 100% daran zu halten. Eine leichte Abweichung ist normal und völlig ok!

Muskeln aufbauen

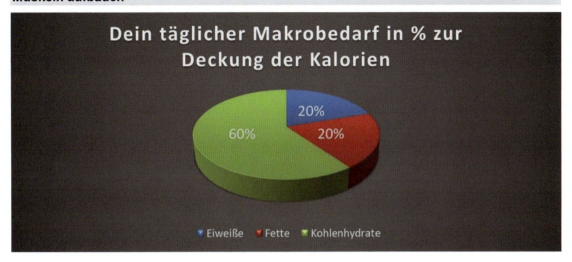

Beim Muskelaufbau muss man natürlich genug Eiweiß zu sich nehmen, aber man muss auch, wie schon gesagt, mit den gesamten Kalorien etwas über dem täglichen Bedarf liegen. Daraus ergibt sich die obige Verteilung der jeweiligen Makronährstoffe. Die etwas vermehrten Kohlenhydrate sorgen dafür, dass du viel Energie beim Training hast und dass deine Glykogen-Speicher in deinen Muskeln immer gefüllt sind. Alles an Zucker wird als Kohlenhydrate bezeichnet. Dein Körper kann die Kohlenhydrate in Glykogen umwandeln und dieses dann in deiner Muskulatur und deiner Leber speichern. Dieses wird zu 2/3 in den Muskeln und zu 1/3 auf deine Leber verteilt. Wenn deine Glykogen-Speicher im Muskel voll sind, wirken deine Muskeln auch praller und du bekommst so immer die nötige Energie, die du für das Training benötigst.

Gewicht halten

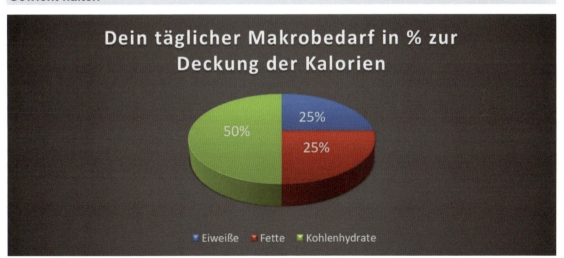

Wenn du dein Gewicht halten willst, kannst du deine Kohlenhydrate etwas senken und das Eiwciß und den Fettgehalt in deiner Ernährung etwas erhöhen. Dabei sollten die gesamten Kalorien, die du an einem Tag zuführst, deinen täglichen Bedarf genau decken.

Fettverbrennung

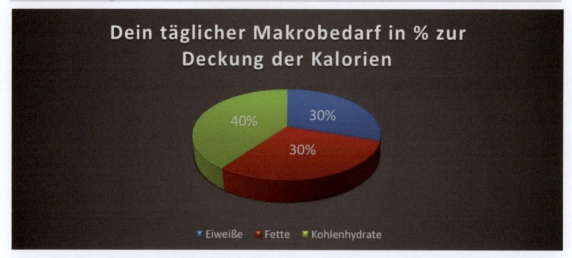

Man sieht hier, dass die Kohlenhydrate sich weiter verringert haben und dass das Eiweiß und die Fette gestiegen sind. Dabei musst du natürlich auch weniger Kalorien zuführen als du am Tag benötigst, denn so stellst du deinen Stoffwechsel auf die Fettverbrennung um. In diesem Fall wird dein Körper das Körperfett als Energie-Quelle benutzen und somit verbrennen. Auch hier siehst du, dass die Fettverbrennung kein Geheimnis ist. Das ist wirklich kinderleicht. Um Fett zu verbrennen, gibt es keine geheimen Tricks oder sonstiges. Alles ist ganz einfach und simpel. (Jeder, der dir erzählt, dass er dir irgendeinen geheimen Trick zur Fettverbrennung verrät, der lügt dich einfach nur an!) Es gibt keine Tricks zur Fettverbrennung! Der Trick ist ein Defizit bei den Kalorien und die obige Verteilung der Makronährstoffe.

Bei der letzten Grafik, also bei der „Fettverbrennung", nimmt man relativ wenige Kohlenhydrate zu sich. Diese bewegen sich dann ungefähr bei:

- 3g pro Kilogramm Körpergewicht

Diese Menge an Kohlenhydraten ist schon relativ gering.

Man kann also die Menge von 3g pro Kg Körpergewicht mit Low Carb bezeichnen. Das heißt also, dass man Low Carb immer an der gesamten am Tag zugeführten Kohlenhydrat-Menge messen sollte und nicht nur an einer einzelnen Mahlzeit. Außerdem muss man die Kohlenhydrate prozentual auch im Verhältnis zu den beiden anderen Makronährstoffen, also dem Eiweiß und dem Fett, vergleichen. Das ist sehr wichtig. Man könnte bei einer Low Carb Ernährung sogar noch weiter mit den Kohlenhydraten runtergehen, bis vielleicht auf 2g pro Kilogramm Körpergewicht.

Was bringt aber überhaupt eine Low Carb Ernährung?

Mit einer Low Carb Ernährung möchte man normalerweise eine verstärkte Fettverbrennung erreichen, denn es ist so, dass die Fettverbrennung unter anderem von einem bestimmten Hormon beeinflusst wird. Das Hormon nennt sich Insulin und ist für den Zuckerspiegel in deinem Körper bzw. Blut verantwortlich. Es reguliert den Zuckerspiegel und versucht diesen konstant zu halten. Jedes Mal, wenn du Kohlenhydrate (also Zucker in jeglicher Form) deinem Körper zuführst, wird von deiner Bauchspeicheldrüse Insulin ausgestoßen. Das Insulin wirkt sich dabei auch auf deine Fettverbrennung aus, denn bei einem Insulin-Ausstoß wird diese gestoppt. Durch die Reduzierung der Kohlenhydrate wirst du nicht mehr so starke und häufige Insulin-Ausschüttungen haben. Dies führt auch zu einem vermehrten Fettabbau, denn durch häufige Insulinausschüttungen öffnen sich auch deine Fettzellen und können in diesem Moment mehr Fett aufnehmen. Genau das bleibt dann bei einer Low Carb Ernährung zum größten Teil aus. Deswegen macht es Sinn, sich etwas mit den Kohlenhydraten zurückzunehmen. Ich selbst bin aber kein Befürworter von extremen Diäten. Eine Reduktion ist ok, einen kompletten Verzicht empfehle ich nicht. Man sollte es damit einfach nicht übertreiben, auch wenn es bei der Fettverbrennung hilft. Low Carb dient also hauptsächlich der verstärkten Körperfett-Verbrennung. Hier nachfolgend gehe ich noch auf ein paar typische Fehler ein, die von sehr vielen Leuten bei der Ernährung gemacht werden.

Fehler Nr. 1 - Irgendwelche ausgefallenen Diäten

Man braucht keine super-speziellen Diäten, um Muskeln aufzubauen! Das ist ein ganz großer Mythos! Viele denken, sie müssten am besten den ganzen Tag nur Pute und Reis essen und damit wäre schon alles getan. Generell sollte man sich erst einmal gesund und ausgewogen ernähren. Eine gesunde und ausgewogene Ernährung unterstützt natürlich auch den Muskelaufbau und die Fettverbrennung. Zusätzlich muss man sich eigentlich nur etwas mehr als satt essen und darauf achten, dass man zwischendurch etwas vermehrt eiweißhaltige Lebensmittel zu sich nimmt. Damit ist im Prinzip schon das große Geheimnis gelöst. Das ist wirklich so einfach und da gibt es auch keine großartigen Geheimnisse.

Wenn du dich ausgewogen ernährst und noch etwas auf eiweißhaltige Lebensmittel achtest, dann bekommst du alle Nährstoffe, die dein Körper benötigt. Und wie schon zum Anfang des Buches gesagt - es ist nicht wichtig, ob du Pute oder Hähnchen isst oder sonstige Unterscheidungen in dieser Richtung machst. Man muss sich einfach nur gesund und ausgewogen ernähren und zwischendurch auch <u>verschiedene</u> eiweißhaltige Lebensmittel zu sich nehmen. So bekommst du auch verschiedene Aminosäuren und steigerst auch die biologische Wertigkeit vom Eiweiß – dann wachsen auch die Muskeln.

Fehler Nr. 2 - Am Morgen kein Frühstück

Woher soll dein Körper die Energie für den Tag nehmen? Du hast ca. 8 Stunden geschlafen und dein Körper ist erstmal leer. Er braucht eine neue „Tankfüllung". Stell dir vor, du willst mit deinem Auto 500 Kilometer fahren, aber dein Tank steht auf Reserve. Das kann nicht funktionieren! Tank dich am Morgen voll! Morgens kannst du vermehrt auf Kohlenhydrate achten. Ein eiweißhaltiges Lebensmittel sollte natürlich auch dabei sein. Danach noch etwas Obst und du kannst in den Tag starten. Du solltest wirklich satt sein nach dem Frühstück

Fehler Nr. 3 - Zu wenig essen

Als Kraftsportler sollte man grob 4 - 5 Mahlzeiten am Tag zu sich nehmen und danach auch mehr als satt sein. Der Muskel bildet sich aus dem, was du zu dir nimmst. Wenn du nichts bzw. zu wenig isst, dann wird dein Muskel niemals wachsen! Er hat dann einfach keine Grundlage. Der Muskel braucht Eiweiß zum Wachsen. Das muss dir bewusst sein. Deswegen musst du immer genug essen! Jeden Tag und das ausnahmslos!

Fehler Nr. 4 - Fastfood und Fertigprodukte

Gesunde Ernährung heißt, dass man versucht, möglichst frische Lebensmittel zu sich zunehmen. Fastfood und Fertigprodukte sind stark industriell verarbeitet und haben meistens einen sehr schlechten Nährstoffgehalt. Du solltest ohne Fertigprodukte und Fastfood auskommen. Mit diesen Produkten kannst du deinen Nährstoffbedarf nicht optimal decken. Zwischendurch ist es natürlich ok, wenn du dir auch mal etwas gönnst und vielleicht alle drei Wochen mal in einem Fastfood-Restaurant isst. Hierbei spielt natürlich die Häufigkeit eine Rolle.

Fehler Nr. 5 - Fokussierung auf einzelne Nährstoffe und Nahrungsergänzung

Diesen Fehler machen wirklich sehr viele Leute. Viele achten immer nur auf ganz bestimmte Nährstoffe in der Ernährung, statt auf die gesamte Ernährung zu achten. Als Beispiel sind da die BCAAs zu nennen. BCAAs sind Aminosäuren, also die Bausteine des Eiweißes. Es gibt insgesamt 20 Aminosäuren, die alle über die normale Ernährung problemlos aufgenommen werden können.

Viele Leute kaufen sich Nahrungsergänzungen dieser Aminosäuren und glauben damit, einen wesentlichen Einfluss auf die Muskulatur zu bewirken. Ich kann dir ganz klar und deutlich sagen und garantieren, dass du damit dein Geld zum Fenster rauswirfst. Die BCAAs bringen so gut wie gar nichts!

Warum ist das so, fragst du dich?

Erstens ist es so, dass die Supplement-Industrie natürlich Geld an dir verdienen will und dir deswegen erzählt, wie wichtig so etwas ist. Wenn man sich aber nur etwas auskennt, dann kommt man sehr schnell zu dem Schluss, dass sehr viele Nahrungsergänzungen völlig überflüssig sind und nichts bringen.

Erklärung der BCAAs und warum diese überflüssig sind:

BCAAs steht für Branched Chain Amino Acids und das sind genau 3 Aminosäuren. Das sind einmal Isoleucin, Leucin und Valin. Insgesamt gibt es aber 20 Aminosäuren! Natürlich ist die Bedeutung der verschiedenen Aminosäuren nicht gleich, aber diese kann man problemlos über die normale Ernährung aufnehmen. Jetzt kommt aber die Nahrungsergänzungsmittel-Industrie und sagt dir einfach, dass diese aber besonders wichtig seien. Das mag sogar zum Teil stimmen, man muss aber die Ernährung immer in der Gesamtheit betrachten und nicht nur einzelne isolierte Nährstoffe in den Vordergrund stellen. Das ist ein typischer Fehler von Anfängern, denn die Ernährung wirkt in der Gesamtheit. Es ist nämlich so, dass du diese Aminosäuren in sehr vielen Lebensmitteln findest.

Das heißt, dass du genauso gut die Lebensmittel einfach essen kannst, welche diese Aminosäuren sowieso enthalten. Dadurch hast du außerdem den Vorteil, dass du auch weitere andere Aminosäuren zu dir nimmst, die genauso wichtig sind. Und natürlich nimmst du auch noch weitere Nährstoffe zu dir, wie Vitamine und Mineralien. Deswegen ist es viel wichtiger, auf eine richtige und ausgewogene Ernährung zu achten. Du bekommst somit das volle Spektrum an Nährstoffen und nicht nur irgendwelche isolierten Nährstoffe, welche in einer isolierten Form sowieso nicht die optimale Wirkung haben.

Die BCAAs sind in ausreichender Menge in folgenden Lebensmitteln enthalten:

- Hähnchen, Pute, Rind, Thunfisch, Kalb, Weizen, Mais, Gerste, Reis, Hafer, Roggen, Soja, Lachs usw. usw. usw.

Das sind keine Aminosäuren, welche irgendwie selten vorkommen oder so. Die BCAAs findet man in fast jedem Lebensmittel und deswegen ist es unmöglich, einen Mangel daran zu haben. Daran sieht man aber auch, welche Lügen so eine Nahrungsergänzungsmittel-Industrie verbreitet. Lass dich nicht veräppeln! Du brauchst keine BCAAs in Form von Supplements! Das hat keinen zusätzlichen Effekt, weil du diese sowieso ganz einfach und normal über deine Ernährung decken kannst. Das gleiche gilt für Vitamine. Eine Ergänzung von chemisch hergestellten Vitaminen bringt nichts! Diese ist sogar zum Teil schädlich, was man in verschiedenen Quellen nachlesen kann. (Einfach mal selbst zu diesem Thema erkundigen…)

Es ist mittlerweile bekannt, dass isolierte Vitamine nicht vernünftig ihre Wirkung entfalten können. Das liegt daran, dass man mit der normalen Ernährung auch andere Nährstoffe zu sich nimmt, welche die Vitamin-Aufnahme unterstützen – dies bleibt bei chemisch hergestellten Vitaminen aus. Als Beispiel sei ein Apfel genannt. Dieser enthält viele Vitamine, aber auch sekundäre Pflanzenstoffe. Ein Apfel hat über 4.000 sekundäre Pflanzenstoffe. Diese sind beispielsweise für den Geruch oder die Farbe des Apfels verantwortlich. Diese sekundären Pflanzenstoffe unterstützen den Körper bei der Verarbeitung bzw.

Aufnahme der Vitamine. Dasselbe gilt auch für fast alle anderen Nahrungsergänzungsmittel. Es sind immer isolierte Stoffe und deswegen haben diese nicht die gleiche oder volle Wirkung wie aufgenommene Nährstoffe über die normale Ernährung. In der normalen Ernährung nimmt man immer noch andere und weitere wichtige Nährstoffe zu sich, die dann eine Gesamtwirkung der Nährstoffe erzeugen.

Normalerweise kann man alle Nährstoffe, welche in erlaubten Nahrungsergänzungs-mitteln enthalten sind, auch in der normalen Ernährung ganz einfach finden und diese so zu sich nehmen. (Die einzigen Nahrungsergänzungsmittel, die ich empfehlen kann, werde ich in einem separaten Kapitel nennen.) Das wären so erstmal die typischen Fehler bei der Ernährung. Im **4. Kapitel**, der Ernährungs-Lehre, gehe ich nochmal gezielt auf weitere wesentliche Aspekte der Ernährung ein. Dort vertiefe ich noch viele Punkte und erkläre dir, was du genau essen solltest.

1.5 Das richtige Training

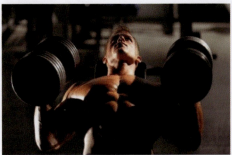

Das Training an sich ist natürlich extrem wichtig, genau wie die beiden anderen Punkte, also die Ernährung und die Regeneration.

Viele machen ganz typische Anfängerfehler beim Training. Auf diese Fehler möchte ich hier gezielt eingehen, damit du bei deinem Training diese Fehltritte nicht machst.

Diese eigentlichen Anfänger-Fehler werden sogar sehr häufig von Leuten gemacht, die schon jahrelang trainieren.

Obwohl es sich eigentlich um selbstverständliche Dinge handelt, wird hierbei trotzdem vieles falsch gemacht.

Nachfolgend die typischen und häufigsten Fehler beim Krafttraining…

Fehler Nr. 1 – Kein Aufwärmen und kein Abkühlen (Cool-Down)

Vor jeder Trainingseinheit muss man sich aufwärmen und danach auch abkühlen, also einen Cool-Down durchführen. Hier trennt sich schon das professionelle von einem amateurhaften Training. Diese beiden Dinge sind wirklich wichtig.

Wie wärmt man sich richtig auf?

Dazu sollte man vor dem Training einfach ca. 10 Minuten ein leichtes Ausdauer-Programm absolvieren. Das heißt, du kannst im Fitnessstudio dann Fahrradfahren, den Stepper benutzen oder am besten joggen gehen. Ungefähr 10 Minuten mit einer leichten Belastung sind völlig ausreichend.

Mit „Aufwärmen" ist aber auch das Aufwärmen vor einem Trainingssatz gemeint. Auch das ist wichtig. Hierzu sollte man einfach vor jeder Muskelgruppe, die man trainieren möchte, ungefähr 1 – 2 Aufwärm-Sätze absolvieren.

Diese werden dann mit ca. 40 – 60% des Maximalgewichts ausgeführt. Wenn du heute also die Brust und den Bizeps trainieren würdest, dann solltest du zuerst die Brust mit 1 – 2 Sätzen aufwärmen. Wenn du dann mit dem Training für dir Brust fertig bist, solltest du auch noch den Bizeps mit 1 - 2 Sätzen aufwärmen, bevor du diesen trainierst.

Es ist aber auch sinnvoll vor jedem Oberkörpertraining die Schulter-Muskulatur und die Arme aufzuwärmen. Dazu einfach mit leichten Gewichten (ca. 2 - 4 Kg) etwas Seitheben machen, die Schultern kreisen und eventuell noch ein paar Bizeps-Curls ausführen und auch gerne noch den

Trizeps mit der Hantel hinterm Kopf aufwärmen. Also so, dass die Schultern und die Arme gut aufgewärmt sind.

Die Vorteile des Aufwärmens:

- Erhöhte Körpertemperatur, wodurch die Geschwindigkeit der Stoffwechselvorgänge (Enzymaktivität) steigt
- Öffnung und Weitung der Kapillaren und dadurch verbesserte Sauerstoff- und Nährstoffversorgung
- besserer Abtransport von Stoffwechselprodukten
- verbesserte Blutzirkulation
- die Nervenleit-Geschwindigkeit wird optimiert
- Steigerung der Empfindlichkeit der Sinnesrezeptoren
- erhöhte Produktion von Synovia-Flüssigkeit (Gelenkschmiere)
- Sehnen, Bänder und Muskulatur werden elastischer und somit sinkt die Verletzungsgefahr deutlich

Wie sieht ein richtiger Cool-Down aus?

Mit einem Cool-Down ist auch ein leichtes Ausdauerprogramm gemeint, welches allerdings nach dem Training durchgeführt wird. Auch hier sind ca. 10 Minuten bei leichter Belastung völlig ausreichend.

Die Vorteile des Abkühlens (Cool-Down):

- schneller Abtransport von Stoffwechsel zwischen- und -endprodukten aus den Muskelzellen wie z. B. Laktat
- Normalisierung des Herz-Kreislauf-Systems
- psychische und physische Umstellung auf Erholung

Man sieht ganz gut im Überblick, welche Vorteile das Aufwärmen und das Abkühlen mit sich bringen. Die genannten Vorteile sind wichtig für ein erfolgreiches Training. Generell wird durch die Aufwärm- und Abkühlphase die Regeneration verbessert und das Wohlbefinden gesteigert. Man sollte sich deswegen immer gut aufwärmen und auch immer einen Cool-Down durchführen.

Gehört eigentlich Dehnung zum Aufwärmen dazu?

Es gibt einige Leute, die sich <u>beim</u> oder <u>vor</u> dem Training dehnen. Deswegen möchte ich hier auch auf diesen Punkt eingehen, da sich das Dehnen ebenfalls auf das Training auswirkt.

Aber was bewirkt eigentlich eine Dehnung?

Mit einer Dehnung der Muskulatur ist erst einmal eine Art der Belastung gemeint. Man versucht eine bestimmte Muskelgruppe zu dehnen, indem man die entsprechenden Muskeln auseinanderzieht. Ich denke, dass jedem ein paar Dehn-Übungen bekannt sein werden. Vielleicht auch aus dem Sport-Unterricht früher in der Schule oder sonstwoher.

Jedenfalls weiß jeder, was mit Dehnübungen gemeint ist. Eine Dehnung der Muskulatur hat zur Folge, dass der Muskel-Tonus (Muskelspannung) gesenkt wird. Das heißt, dass der Muskel nach der Dehnung an Stabilität und Härte verliert. Er wird weicher, elastischer oder beweglicher. Das ist eigentlich auch relativ logisch. Wenn ich etwas auseinanderziehe, dann ist klar, dass es danach nicht härter oder stabiler sein kann.

So, und jetzt gibt es Leute, die sich vor oder beim Training dehnen!

Ich glaube, das jedem der Fehler sofort aufgefallen ist, oder? Die meisten haben gelernt (in der Schule oder im Sportunterricht etc.), dass man den Muskel dehnen soll, um den Muskelkater zu verhindern oder dem Muskelkater vorzubeugen. Eine Dehnung belastet aber den Muskel und somit beugt diese dem Muskelkater nicht vor, sondern verstärkt diesen sogar! Das heißt außerdem, dass man mit einer Dehnung vor dem Training auch keinen Verletzungen vorbeugen kann, sondern auch diese mit einer Dehnung eher fördert! Muskelkater sind übrigens kleine Risse in den Muskelfasern, welche durch Trainings-Belastungen entstehen und somit durch Dehnung = Belastung <u>verschlimmert</u> werden.

Vielleicht hast du das schon öfters im Fitnessstudio gesehen, wie sich Leute beim Training dehnen? Sogar erfahrene Leute machen das. Es ist absolut verkehrt! Dehne dich <u>nicht vor, beim oder nach</u> dem Training! Dadurch sinkt deine Kraftleistung, da der Muskel hierbei vorbelastet wird und auch die Verletzungsgefahr steigt deswegen an. Es ist einfach absoluter Quatsch sich vor, beim oder auch nach dem Training zu dehnen. Leider sieht man aber auch an solchen wirklich einfachen Fehlern, wie wenig Bewusstsein über solche Dinge vorhanden ist.

Eine Dehnung des Muskels hat <u>nur einen Effekt</u> und das ist die <u>Erhaltung bzw. Steigerung der Beweglichkeit</u>! Das ist alles, was mit einer Dehnung erreicht wird.

Wenn man seine Muskulatur dehnt, um seine Beweglichkeit zu steigern, dann sollte die Dehnung an Tagen erfolgen, an denen die zu dehnende Muskulatur nicht belastet wurde und auch nicht noch weiter belastet wird.

Des Weiteren sollte man darauf achten, dass die Muskulatur <u>nicht gedehnt wird, solange der Muskel Muskelkater hat</u>. Muskelkater sind, wie schon erwähnt, feine Risse in den Muskelfasern und eine Dehnung würde diese Risse nur weiter aufreißen und somit den Regenerations-Prozess des Muskels stören.

Fehler Nr. 2 - Falsches Gewicht!

So einfach das auch klingen mag - es machen wirklich sehr viele Leute genau diesen Fehler! Wenn du ein Gewicht wählst, dann muss das beim Training natürlich im Muskel ziehen. Es sollte aber auch nicht so schwer sein, dass du die Übungen nicht mehr vernünftig ausführen kannst.

Die meisten nehmen beim Training zu viel Gewicht und können daher die Übungen nicht mehr richtig ausführen. Aber es gibt natürlich auch Leute, welche die Gewichte so leicht wählen, dass ein 6-jähriges Kind diese anheben könnte. Beides ist natürlich nicht richtig.

Es geht darum, mit dem Gewicht einen Wachstumsreiz im Muskel auszulösen. Das bekommst du nur hin, wenn das Gewicht optimal gewählt ist. Das heißt, dass die Muskeln beim Training stark belastet werden müssen. Dabei muss die Übung trotzdem perfekt ausgeführt werden. Die Muskelbelastung muss einfach passen und richtig sein. Im Bodybuilding und beim Krafttraining sind niedrige Wiederholungszahlen üblich. Diese bewegen sich meistens im Bereich von ca. 6 - 12 Wiederholungen. Natürlich ist das auch davon abhängig, was man gerade trainiert.

Wenn du jetzt beispielsweise einen Trainings-Satz mit 10 Wiederholungen ausführen möchtest, solltest du das Gewicht so gewählt haben, dass du höchstens eine oder zwei Wiederholungen mehr zu den geplanten 10 schaffen würdest. Du kannst dann aber bei 10 Wiederholungen aufhören. Wenn du schon länger trainierst - mehr als ein halbes Jahr regelmäßiges Training, dann kannst du bis zum kompletten Muskel-versagen trainieren. Das heißt, dass du maximal diese 10 Wiederholungen schaffen würdest.

Allerdings muss dabei die Ausführung der Übung wirklich perfekt sein! Du musst deinen eigenen Körper „kennenlernen" und für dich selbst herausfinden, wo das optimale Trainingsgewicht liegt.

Fehler Nr. 3 - Falsche Schwerpunkte beim Training setzen!

Also was ist mit „falsche Schwerpunkte setzen" gemeint? Die meisten haben kein klares Ziel vor Augen. Sie haben nie richtig durchdacht, was sie genau mit dem Training erreichen wollen und setzen somit falsche Schwerpunkte für sich. Durch dein Trainingsziel wird auch dein Training beeinflusst. Je nachdem, was du erreichen willst, wirst du auch anders trainieren. Das größte Problem hierbei ist, dass aus ganz vielen Richtungen und von vielen Leuten immer wieder widersprüchliche Informationen verbreitet werden. Jeder behauptet etwas anderes. Jeder meint, er wäre der Experte und der andere hätte keine Ahnung.

Die meisten wissen dann gar nicht mehr, worauf sie sich konzentrieren sollen. Als Beispiel erzählt irgendjemand etwas von irgendeiner Trainingsmethode aus einer Bodybuilding-Zeitschrift, einem Internet-Forum, einer Webseite oder sonstiges, welche angeblich irgendein berühmter Bodybuilder zurzeit durchführt und damit super Erfolge erzielt haben soll. Dabei wird aber nicht bedacht, dass dieser Bodybuilder vielleicht schon 10 oder 15 Jahre trainiert und in den meisten Fällen mit Anabolika nachhilft.

Fakt ist, dass im Profibodybuilding viel gedopt wird, bzw. meine ich damit, dass im Profi-Bodybuilding ALLE - und das ausnahmslos - Anabolika nehmen! Es ist nämlich UNMÖGLICH solch enorme Muskeln aufzubauen, wie die ganzen Profibodybuilder, wenn man keine Anabolika nimmt. Vergleiche dich nicht mit solchen Leuten! Selbst im Freizeit-Bodybuilding wird mit Anabolika in extrem vielen Fällen nachgeholfen. Wenn man das grob schätzen würde, dann kann man bei den Männern von ca. 1/3 ausgehen. (Informiere dich gerne selbst dazu... Schau dir auf Youtube ein paar Reportagen zu Anabolika an...) Kein Scherz, wirklich sehr viele Leute im ganz normalen Freizeit-Fitness-Bereich setzen sich mehrere Male pro Woche eine Anabolika-Spritze in den Hintern.

Das glaubt man kaum! Selbst Leute, die nicht einmal annähernd danach aussehen! Deswegen lasse dich nicht blenden von anderen Leuten, sondern zieh dein Training durch und achte einfach auf dich selbst! Nur du und dein Training sind wichtig!

Jemand der dopt, hat eine völlig andere Regenerationszeit, mehr Kraft, ein ganz anderes Muskel-Wachstum und eine ganz andere Proteinsynthese. Ein Training muss immer auf dich zugeschnitten sein. Es ist wichtig, wie lange du trainierst und wie dein derzeitiger Trainingszustand ist. Ebenso ist dein Trainingsziel maßgeblich. Fokussiere dich auf dich selbst und auf ein vernünftiges und sauberes Training, welches du vor allem auch regelmäßig durchführst! Das ist das, was dir Erfolg beim Training bringt! Du allein musst für dich wissen, was du mit deinem Training erreichen willst und somit dein Training darauf abstimmen.

Fehler Nr. 4 - Die falschen Trainings-Ansätze und -Methoden!

Das Training muss eine gewisse Struktur haben und nach einem entsprechenden oder bestimmten System absolviert werden. Einfach ins Fitnessstudio gehen und irgendwelche Übungen machen, führt nicht zum Erfolg.

Trotzdem sehe ich das immer wieder. Völlig planlos gehen die Leute ins Fitnessstudio und machen einfach irgendwelche Übungen, die überhaupt nicht geeignet und auch nicht notwendig für sie sind.

Hier einmal ein Beispiel:

Es geht um ganz bestimmte Isolationsübungen (Übungen für eine ganz bestimmte Muskelgruppe, wie zum Beispiel ein kleiner Teil eines Muskelbereiches). Solche Übungen werden oft von vielen Anfängern durchgeführt. Viele wollen Muskelmasse aufbauen, setzen aber zahlreiche dieser speziellen Isolationsübungen ein. Solche Isolationsübungen sind nicht die großen Muskelmasse-Bringer. Natürlich gibt es hier Ausnahmen, aber man sollte sich vorwiegend auf synergetische Übungen (Übungen, die mehrere Muskeln gleichzeitig trainieren, wie z.B. Bankdrücken, Kniebeugen, Schulterdrücken usw.) konzentrieren. Ich meine mit diesen Isolations-Übungen ganz spezielle Übungen, die auf wirklich ganz bestimmte Bereiche abzielen sollen. Wie z.B. etwas für die Unterarme, einen kleinen Bereich am Rücken oder sonstiges in dieser Richtung. Es ist viel effektiver, eine synergetische Übung auszuführen, die diesen Bereich sowieso mittrainiert als an jedem kleinen Bereich am Körper einzeln zu versuchen, den Muskel zum Wachsen zu bringen. Solche Übungen solltest du komplett streichen, wenn du Muskelmasse aufbauen willst.

Du erhältst ja von mir noch in diesem Buch verschiedene Trainingspläne. Dort findest du natürlich auch die richtigen Übungen und ein perfektes Trainings-System, welches ich entworfen habe. Dieses System berücksichtigt alle Körperfunktionen und Trainings-Effekte, so dass du damit das Maximale aus deinem Körper herausholst. So wirst du definitiv Muskeln aufbauen. Dazu aber später mehr...

(Lies aber bitte das Buch erst zu Ende, ohne die Informationen hier im Buch bringen dir die Trainingspläne auch keinen dauerhaften Erfolg.)

Fehler Nr. 5 - Falsche Ausführung beim Training!

Wenn man sich einmal im Fitnessstudio umschaut, dann stellt man sehr schnell fest, dass mindestens 80% der Leute die Übungen nicht korrekt ausführen. Und wenn man sich im Fitnessstudio noch mehr umschaut, dann stellt man außerdem fest, dass bestimmt auch 80% keine nennenswerten Erfolge haben.

Bei mir im Fitnessstudio trainiert beispielsweise jemand, den ich häufig sehe. Somit geht er anscheinend regelmäßig zum Training. Jedoch hat derjenige ca. 40 bis 50 Kilo Übergewicht. Das Problem bei ihm ist, dass er sich seit mehr als einem Jahr nicht verändert hat. Natürlich ist es super, dass die Person ins Fitnessstudio geht, aber so wie er trainiert, hat das Training keinen nennenswerten Effekt auf seinen Körper. Das Training bringt beim ihm anscheinend nichts.

Das liegt natürlich an mehreren Faktoren – selbstverständlich spielt hierbei auch wieder die Ernährung eine bedeutende Rolle. Aber ein wesentlicher Aspekt ist eben auch das Training bzw. die Ausführung der Übungen – und die ist bei ihm katastrophal. Da ich dort kein Trainer bin, mische ich mich auch nicht in das Training von anderen Leuten ein. Worauf ich hinaus will: Du solltest diesen typischen Fehler nicht machen! Führe die Übungen 100% korrekt aus! Das ist extrem wichtig!

Warum ist die Ausführung so wichtig?

Je nach Ausführung der Übung wird ein effektiver oder eben ein nicht effektiver Wachstums-Reiz gesetzt. Erst mal muss man wissen, was man mit dem Training erreichen möchte. Also bei der genannten Person ist es der Muskelaufbau sowie die Fettverbrennung. Normalerweise ist dieses Ziel einfach zu erreichen, denn die beiden Punkte wirken zusammen. Damit meine ich, dass beim Muskelaufbau auch deine Fettverbrennung stark angeregt wird. Die Muskeln kann man sich nämlich wie einen Fettverbrennungs-Motor vorstellen. Zusätzlich steigt durch mehr Muskeln auch der täglich Kalorien-Bedarf. Somit ist auch von diesem Aspekt her eine schnellere Fettverbrennung eigentlich gegeben. Naja, jedenfalls gelingt ihm dieses Ziel nicht. Die Ausführung der Übung ist also wichtig, damit der Muskel vernünftig wächst. Und wenn man die Übung zu 50 % oder 80 % falsch ausführt, dann wird der Muskel eben nicht wachsen. Es kann sogar sein, dass das Training anstrengend ist und dass der Muskel dabei trotzdem nicht vernünftig zum Wachsen angeregt wird.

Es könnte auch sein, dass du am nächsten Tag sogar Muskelkater hast und dass du dich beim Training wirklich anstrengst und regelmäßig hingehst – und trotzdem wird der Muskel nicht wachsen, wenn die Ausführung der Übung nicht perfekt ist! Man kann da sehr viele Fehler machen. Ich gehe nachfolgend auch auf typische und häufige Fehler bei der Ausführung ein und erkläre dir, wie man eine Übung ausführen sollte, damit der Wachstums-Reiz möglichst perfekt gesetzt wird.

Die Übungen richtig ausführen

Das Gewicht beim Training spielt nicht die entscheidende Rolle. Natürlich muss ein Gewicht den Muskel belasten und auch schwer sein, dennoch sollte das Gewicht nicht so schwer sein, dass beim Training die Ausführung der Übung leidet bzw. dass die Übung nicht mehr 100% korrekt ausgeführt werden kann. Du musst dir unbedingt beim Training eine 100% saubere Ausführung der Übungen angewöhnen – und das direkt von Anfang an!

Das heißt:

1. Die Übung über den vollen Bewegungsradius ausführen (Natürlich nicht die komplette Streckung bei z.B. Kniebeugen, Beinpresse, Bankdrücken etc. – aber <u>ganz kurz bzw. minimal</u> davor!)
2. Eine kontrollierte Ausführung <u>ohne</u> Schwung!
3. Ein <u>gleichmäßiges</u> Ausführungstempo!
4. Ein relativ <u>langsames</u> Ausführungstempo (ca. 3 - 4 Sekunden für eine komplette Wiederholung – also rauf und runter)

Wichtige Fragen in Bezug auf die Ausführung

1. Führst DU die Übung <u>wirklich über den vollen Bewegungsradius</u> aus oder hörst immer bei der Hälfte der Bewegung auf?
2. Trainierst DU <u>wirklich ohne Schwung</u> oder ist das Gewicht zu schwer und du musst deswegen das Gewicht hochschmeißen?
3. Ist DEIN Ausführungstempo bei der Übung <u>wirklich gleichmäßig</u> oder wirst du mal schneller und mal langsamer beim Training?
4. Führst DU die Übung <u>wirklich langsam genug</u> aus oder hast du so viel Gewicht drauf, dass du das Gewicht immer schnell anheben musst, weil es sonst zu anstrengend wird und du das Gewicht dann erst gar nicht hochkriegen würdest?

<u>Stell dir genau diese 4 Fragen und beantworte sie dir ehrlich!</u>

Der Erfolg beim Training hängt nicht nur von einer Sache ab. Es ist immer alles zusammen, was den Erfolg ausmacht. Dies sind wirklich <u>sehr wichtige</u> Punkte. Hebe dich also von der trainierenden Masse ab und führe die Übungen sauber aus! Dadurch wird dein Muskel mindestens doppelt so schnell wachsen und vor allem wird auch deine Kraft schneller steigen. Die Kraftsteigerung führt wiederrum zum vermehrten Muskelwachstum und somit wird auch deine Fettverbrennung besser funktionieren. Jedes Training, in welches man geht und in welchem man die Übungen nicht vernünftig ausführt, ist komplett vertane Zeit. Dann kannst du dir genauso gut eine Pizza bestellen und dich vor den Fernseher setzen. Es ist einfach komplette Zeit-Verschwendung. Das ist extrem wichtig, um wirklich nennenswerte Erfolge beim Training zu erzielen.

Vor allem der erste Punkt – den vollen Bewegungsradius ausführen – dabei scheitern bestimmt mindestens 80% der Leute. (Schau dir selbst mal die trainierenden Leute an...) Selbst erfahrene Leute machen diesen eigentlich so einfachen Fehler. Wenn du zu den Leuten gehörst, die schon seit mehreren Jahren trainieren, dann wette ich mit dir, dass du auch nicht immer sauber trainierst. Ich wette mit dir, dass wenn ich mich unbemerkt neben dich im Training stellen würde, dass auch du mehrere Male die Übung nicht über den vollen Bewegungsradius ausführen würdest! Ich möchte dir nicht auf den Schlips treten! Du kaufst dir das Buch, um dein Training zu verbessern und deswegen spreche ich genau solche Punkte an, weil ich weiß, dass genau hier solche Fehler häufig gemacht werden. Jetzt mal ganz ehrlich, trainierst du immer sauber?

Meine Erfahrung ist auch, dass erfahrene Leute immer wieder nach neuen Dingen, Trainingstechniken, Methoden oder Tricks suchen, um ihr Training weiter zu verbessern. Dabei gibt es eigentlich keine außergewöhnlichen Tricks oder Methoden. Es ist viel wichtiger sich auf die Grundlagen zu konzentrieren und diese zu optimieren, so wie eben die Übungsausführung bzw. den vollen Bewegungsradius! Der volle Bewegungsradius ist deswegen so wichtig, weil du dadurch mehr und besser die Muskelfasern beim Training aktivieren kannst.

Bei einem vollen Bewegungsradius arbeiten auch mehrere synergetische Muskelgruppen mit. Zudem bewirkt ein voller Bewegungsradius eine automatische Muskeldehnung, da der gegenüberliegende Muskel lang gezogen wird. Muskelverkürzungen werden bei einem vollen Bewegungsradius stark minimiert oder entstehen erst gar nicht. Daraus resultiert natürlich auch, dass du Muskelverkürzungen bekommst, wenn du die Übungen nur zur Hälfte ausführst, denn durch ein Krafttraining erzeugst du eine Spannung im Muskel. Alle Muskeln, die stark trainiert werden, beginnen sich mit der Zeit zusammenzuziehen.

Ein gutes Beispiel für eine <u>schlechte Ausführung</u> ist das Bankdrücken. Meistens werden dabei von sehr vielen Leuten zu viele Gewichte draufgepackt. Zusätzlich wird sehr oft beim Bankdrücken die Stange nur bis zur Hälfte runtergelassen. Das sind nämlich die ganz großen Experten! Nur, damit sie 10 oder 15 Kilo mehr draufpacken können. Das Gewicht ist dann nämlich zu schwer und deswegen wird die Übung dann nur zur Hälfte ausgeführt. Dabei hat man natürlich auch nur den <u>halben Trainingsreiz</u> gesetzt.

Im Prinzip veräppelt man sich damit nur selbst. Man drückt weder mehr auf der Bank, noch hat man für die Zukunft bessere oder schnellere Erfolge beim Training. Also ist das reine Zeitverschwendung. Dann wird die Übung noch zusätzlich viel zu schnell ausgeführt. Das Gewicht wird also hochgeworfen und nicht gedrückt.

Damit nutzt man einfach nur den Schwung aus, was natürlich totaler Blödsinn ist! Denn beim Hochwerfen des Gewichts ist es so, dass die Muskeln weniger arbeiten, da in der Schwungphase der Muskel entlastet wird. Das ist eigentlich logisch. Also wird auch hierbei kein vernünftiger Wachstums-Reiz für den Muskel gesetzt. Deswegen achte unbedingt auf die von mir genannten Punkte.

Ich hoffe, ich konnte das Thema zur richtigen Ausführung der Übungen gut erklären. Es ist wirklich extrem wichtig, die Übungen richtig auszuführen. Wenn du also bessere und schnellere Erfolge beim Training haben willst, dann musst du nichts weiter tun, als die Übungen gleichmäßig, langsam, ohne Schwung und über den vollen Bewegungsradius auszuführen! (Guck dir am besten nochmal kurz die <u>4 Punkte bzw. Sätze</u> an, welche ich auf den vorherigen Seiten zur richtigen Ausführung aufgeschrieben habe.)

1.6 Die richtige Regeneration

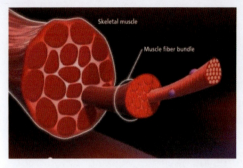

Wie bereits erwähnt, ist eines der wichtigsten und zugleich aber sehr wenig beachteten Punkte beim Krafttraining die Regenerations-Phase! Wenn man Krafttraining betreibt, dann muss man unbedingt die Regenerations-Phase berücksichtigen.

Das ist unumgänglich, wenn man vernünftige und dauerhafte Erfolge beim Krafttraining haben möchte. Warum ist die Regeneration so wichtig? Der Muskel wächst nicht beim Krafttraining, sondern in der Ruhephase! Wenn man ein Krafttraining absolviert hat, hat man im Prinzip nur einen Wachstumsreiz gesetzt. Danach muss der Muskel Ruhe und Zeit bekommen, damit er stärker und größer wird.

Das alles passiert in der Regeneration! Die meisten Leute beachten die Regeneration des Körpers nicht ausreichend. Das ist mitunter ein wesentlicher Grund – wenn nicht sogar einer der Hauptgründe – weshalb bei den meisten die Muskeln nicht wachsen. Ich meine, wie denn auch? Der Muskel wächst NUR in der Regenerationsphase. Und wenn er keine Zeit dazu bekommt, dann kannst du noch so viel tun und machen und dein Muskel wird durchs Krafttraining trotzdem nicht wachsen. Deswegen ist die Regeneration eines der wichtigsten Dinge beim Krafttraining.

Was machen die meisten falsch, in Bezug auf die Regeneration?

Man kann im Prinzip nur zwei Sachen falsch machen:

- Zu wenig Regenerations-Zeit
- Zu viel Regenerations-Zeit

Zu wenig Regenerations-Zeit

Wenn du deinem Muskel zu wenig Zeit zum Regenerieren gibst, dann wird er nicht wachsen. Das machen sehr viele, da sie übermotiviert sind und trotz des Muskelkaters ins Training gehen. Das ist natürlich total verkehrt. Wenn du trotz des Muskelkaters ins Training gehst und genau diesen Muskel dennoch weiter trainierst, störst du deinen Muskel beim Aufbau-Prozess. Damit verhinderst du nicht nur, dass dein Muskel vernünftig wächst, sondern blockierst deinen kompletten Trainingserfolg. Deswegen sollte man immer abwarten, bis der Muskelkater vollständig verschwunden ist, ehe der entsprechende Muskel wieder trainiert wird. Es ist sinnvoller einen Tag zu viel zu warten als einen Tag zu wenig. Dein Muskel bildet sich nicht nach einem zusätzlichen Regenerations-Tag sofort zurück. Wenn du aber einen Tag zu wenig wartest, machst du im Prinzip deinen vorherigen Wachstums-Reiz kaputt, welchen du beim Krafttraining gesetzt hast. Das machen relativ viele Leute. Mache bloß nicht diesen typischen Fehler, dass du deine Muskeln trotz des Muskelkaters weitertrainierst.

Zu viel Regenerations-Zeit

Natürlich kann man dem Muskel auch zu lange Pausen geben. Dann ist das Krafttraining nicht wirklich effektiv, weil sich der Muskel dann schon wieder langsam zurückbildet. Der Muskelkater sollte natürlich verschwunden sein. Der ideale Zeitpunkt wäre dann ca. 8 - 16 Stunden nachdem dein Muskelkater. Dann solltest du wieder die entsprechende Muskelgruppe trainieren. Dabei sollte man jedoch beachten, dass man sein Training auch richtig splittet. Eine richtige Splittung heißt, dass die Muskelgruppen in Kombination mit der Regenerations-Phase passend trainiert werden müssen. (Das Split-Training wird genauer und ausführlich im **Kapitel 2.14** erklärt.) Das ist für Anfänger gar nicht so einfach. Deswegen sollte man sich auch von jemanden einen Trainingsplan erstellen lassen, der wirklich Ahnung davon hat und abschätzen kann, wie die optimale Verteilung sein sollte. Dies ist unter anderem auch ein Grund, weshalb ein Trainingsplan für ein optimales Training notwendig ist.

Wie hängen der Muskelaufbau und die Regeneration zusammen?

Hierbei ist gemeint, wie der Körper überhaupt zu mehr Kraft kommt. Man geht jetzt ins Fitnessstudio und hebt ein paar Gewichte. Dadurch beansprucht man die Muskulatur. Dabei wählt man ein Gewicht, welches der Körper von den alltäglichen Belastungen her nicht kennt. Dadurch überlastet man den Muskel und es entstehen Risse in den Muskelfasern. Dies führt wiederum zum Muskelkater. Der Muskelkater ist im Endeffekt ein Anzeichen dafür, dass du deinen Muskel beim Krafttraining intensiv trainiert hast bzw. über die normalen, täglichen Belastungen hinaus belastet hast. Der Muskel möchte jetzt im Prinzip wachsen, weil er sich auf diese Belastung einstellen möchte. Dazu braucht der Muskel aber genügend Zeit. Dieser Regenerations-Prozess dauert ein paar Tage. Natürlich ist die Zeit der Regeneration abhängig von der Stärke des Muskelkaters, aber auch von anderen Faktoren, wie zum Beispiel deinem Schlaf und deiner Ernährung. In der Regenerationsphase repariert dein Körper die Muskelrisse, welche durch das Krafttraining entstanden sind. Wenn der Prozess des Regenerierens abgeschlossen ist, dann ist dein Muskel ein bisschen stärker geworden. Das funktioniert natürlich nicht jede Woche bis ins Unendliche. Es gibt natürlich genetische Grenzen, aber so in etwa läuft der Prozess des Krafttrainings ab.

Wie lange dauert die Regeneration nach dem Krafttraining?

Wie lange dieser Prozess dauert, hängt wie eben erwähnt von mehreren Faktoren ab. Hier zunächst einmal eine Übersicht der Faktoren:

- Dein Schlaf
- Deine Ernährung
- Dein Trainingszustand
- Die Stärke deines Muskelkaters
- Die Intensität des Krafttrainings
- Deine körperlichen Belastungen an Folgetagen
- Dein Alter

Dein Schlaf

Je nachdem, wie gut und tief dein Schlaf ist, wird auch deine Regeneration verkürzt oder verlängert. Dein Muskel wächst am meisten im Schlafen. Generell ist es so, dass im Schlaf viele Stoffwechsel-Prozesse im Körper ablaufen und diese natürlich auch dein Muskelwachstum beeinflussen. Im Schlaf erholt sich dein Körper und kommt zur Ruhe. Es ist wichtig, dass du ausreichend schläfst. Durch lange Party-Nächte oder generell unausgeglichenen Schlaf wird dein Muskelwachstum stark gebremst. Schlafmangel führt natürlich zu Müdigkeit und auch zu starken Leistungseinbußen. Umso besser dein Schlaf also ist, desto effektiver und schneller ist auch deine Regeneration beim Krafttraining.

Deine Ernährung

Allgemein ist die Ernährung beim Krafttraining das Fundament, um überhaupt Muskeln aufzubauen. Deine Muskeln bilden sich aus dem, was du gegessen hast. Wenn du deinem Körper aber nicht die nötigen Nährstoffe zuführst, wird dein Muskel natürlich auch nicht wachsen. Er hat einfach keine Grundlage – egal, wie gut dein Training ist. Deswegen hängt die Regeneration mit deiner Ernährung stark zusammen. Dein Körper braucht vor allem genügend Eiweiß. Deine Muskelfasern werden nach dem Krafttraining nur vernünftig repariert und regeneriert, wenn du wirklich täglich die entsprechende Menge an Eiweiß zuführst - das heißt, ungefähr 2 – 3 g Eiweiß pro Kg Körpergewicht. Aber auch andere Nährstoffe sind für deinen Körper wichtig, damit du gesund, fit und somit leistungsfähig bleibst. Die komplette Versorgung mit Vitaminen, Mineralien und Spurenelemente ist deswegen essentiell für deine Regeneration. Natürlich sind auch gesunde Fette und Kohlenhydrate zu beachten. Im Prinzip kann man sagen, dass die komplette Funktionsfähigkeit deines Körpers durch die Ernährung beeinflusst wird und somit auch die Dauer der Regeneration deines Muskels.

Dein Trainingszustand

Die Regeneration nach dem Training hängt auch mit deinem Trainingszustand zusammen. Je trainierter du bist, desto schneller regeneriert sich dein Körper. Ein trainierter Körper kennt sozusagen die Belastungen aus dem Training und kann deswegen damit viel besser umgehen und repariert deswegen auch schneller die entstanden Risse in den Muskelfasern bzw. den Muskelkater.

Die Stärke deines Muskelkaters

Abhängig davon, wie stark dein Muskelkater ausfällt, wird sich auch deine Regeneration verlängern oder eben verkürzen. Umso stärker dein Muskelkater ist, umso mehr Risse sind in deinen Muskelfasern entstanden. Diese sind dann - je nach Stärke des Muskelkaters - auch tiefer oder flacher. Im Prinzip ist Muskelkater mit einer Verletzung des Muskels gleichzustellen. Und umso größer die Verletzungen am Muskel sind, desto länger dauert die Regeneration nach dem Krafttraining.

Die Intensität des Krafttrainings

Auch die Trainingsintensität hängt mit dem Muskelkater zusammen. Wenn du die Intensität des Trainings steigerst, dann wird dein Muskelkater stärker ausfallen. Damit verlängert sich dann auch deine Regenerationsphase. Mit der Intensität des Trainings ist die Anzahl der Trainingssätze gemeint und auch die Intensität deiner Anstrengung. Wenn du mit 100%iger Motivation ins Training gehst und bis zum völligen Muskelversagen trainierst, dann wirst du auch stärkeren Muskelkater haben als wenn du ohne Lust und Laune die Gewicht einfach etwas bewegst und schon bei der kleinsten Belastung sofort wieder aufhörst. So kannst du die Belastung es Muskels steuern und dementsprechend auch den Muskelkater.

Deine körperlichen Belastungen an Folgetagen

Auf der einen Seite solltest du am nächsten Tag schauen, dass du die trainierten Muskelgruppen etwas schonst. Wenn du diese Muskelgruppen stark belastest, kann es natürlich zu Verzögerungen in der Regeneration kommen. Auf der anderen Seite ist es aber auch gut für die Regeneration deiner Muskeln, wenn du am nächsten Tag ein ganz leichtes Ausdauer-Programm absolvierst. Dadurch steigerst du die Durchblutung und regst den Regenerations-Prozess deines Körpers an. Deine Muskeln werden somit besser mit Nährstoffen versorgt und dadurch kann sich die Phase der Regeneration verkürzen.

Dein Alter

Auch dein Alter spielt eine wesentliche Rolle. Wenn du noch sehr jung bist, so ungefähr zwischen 16 und 32 Jahren, hast du noch eine sehr gute und sehr schnelle Regeneration. Normalerweise wird in sportwissenschaftlichen Lektüren angegeben, dass sich die Muskulatur ab dem 30. Lebensjahr langsam abbaut. Die Fähigkeit des Körpers, sich schnell und gut zu regenerieren, lässt also mit der Zeit etwas nach. Aber wenn du durchgehend im Training bleibst, kannst du diesen Prozess etwas verzögern oder verlangsamen. Sport bzw. Fitness- und Krafttraining hält eben auch jung!

2 Bodybuilding-Lehre
2.1 Einführung in die Bodybuilding-Lehre

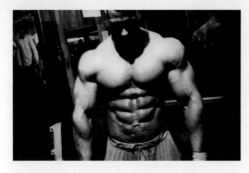

In den nachfolgenden Kapiteln werde ich auf die Bodybuilding-Lehre eingehen.

Da es sich hier nicht um ein Buch für komplette Neueinsteiger ins Krafttraining handelt, setze ich ein paar einfache Grundkenntnisse voraus.

Die Lehre des Bodybuildings gliedert sich in insgesamt 16 Unterkapitel, inklusive dieser Einführung.

Die Kapitel sollten auf jeden Fall komplett durchgearbeitet werden, auch wenn für dich nicht alles neu sein wird. Meine Erfahrungen als Trainer sind, dass selbst erfahrene Leute bei absoluten Grundlagen noch Fehler machen. Die Grundlagen bilden immer das Fundament für den Muskelaufbau.

Ich bin mir aber zu 100% sicher, dass auch für dich noch neue Aspekte dabei sein werden, selbst wenn du schon paar Jahre trainierst. Du wirst merken, dass du in bestimmten Dingen deine Sichtweise noch verändern wirst.

Außerdem ist es notwendig, dass du alles durchliest, damit du später mit den Trainingsplänen optimal arbeiten kannst. Einfach nur die Trainingspläne hier aus diesem Buch zu nehmen und los zu trainieren wird dir nicht den gewünschten Erfolg bringen, da dir bestimmtes Wissen fehlen wird.

Deswegen arbeite dich zuerst komplett durch, damit du perfekt in dein neues Trainingsprogramm starten kannst. Und wenn du Fragen hast, dann kannst du mich auch gerne kontaktieren.

2.2 Freie Gewichte oder Geräte – was ist effektiver?

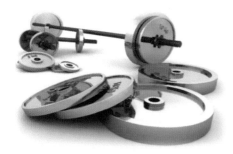

Was ist besser? Oder wo liegen die Vor- und Nachteile beim Training mit Hanteln und Geräten? Das möchte ich hier einmal genau erklären.

Aber vorher sollte man klären, welche Geräte überhaupt zu differenzieren sind.

Also zum einen sind es normale Kurz- oder Langhanteln und zum anderen natürlich normale Geräte und Maschinen, welche eine geführte Bewegung haben. Dann gibt es noch die Seilzüge in verschiedenen Variationen, mit denen man alle oder fast alle Muskeln trainieren kann.

Nachteile geführte Geräte und Maschinen:

- es können Scherkräfte im Gelenk entstehen
- weniger Belastung von synergetischen Muskelgruppen
- zum Teil unnatürlicher Bewegungsradius bzw. Bewegung
- weniger anstrengend und daher schwächere Muskelaufbau-Effekte.

Das sind die Haupt-Nachteile, welche beim Training mit Geräten entstehen können. Mit Scherkräften ist beispielsweise eine Reibung gemeint. Da bei Geräten nicht immer ein passender Winkel eingestellt werden kann, kann es dazu kommen, dass im Gelenk eine Reibung entsteht. Somit wird das Gelenk falsch belastet und fängt nach einer gewissen Zeit an zu schmerzen. Das KANN passieren, aber es muss natürlich nicht passieren. Beim Geräte-Training ist es auch so, dass man durch die geführte Bewegung weniger mit anderen Muskelgruppen gegensteuern bzw. die Bewegung stabilisieren muss. Damit ist gemeint, dass man beim Geräte-Training weniger synergetische Muskelgruppen mitbelastet und dadurch werden wiederum die einzelnen Muskelgruppen zum großen Teil isoliert trainiert. So hat man wesentliche Nachteile, weil man nicht das volle Kraftpotenzial des Körpers ausnutzt. Deswegen verläuft das ganze Training weniger anstrengend, was dazu führt, dass der Wachstums-Reiz schwächer beim Training ausfällt. Daraus resultiert auch, dass du im Durschnitt mit Geräten weniger Muskelmasse als mit freien Gewichten aufbaust. Der Körper ist nämlich darauf ausgelegt, synergetisch zu arbeiten. Synergetisch bedeutet, dass mehrere Muskeln gleichzeitig zusammenarbeiten. Mit Geräten macht man sich diesen eigentlich positiven Effekt zum Teil zunichte. Dadurch verliert man auf Dauer auch an Stabilität in seinen Bewegungsabläufen und wird somit auch weniger Kraftzuwächse haben als beim Training mit freien Hanteln.

Der unnatürliche Bewegungsradius bei Geräten kann zustande kommen, indem die Körpergröße und einzelne Körper-Gelenke nicht übereinstimmend mit dem Trainings-Gerät arbeiten. Das kann beispielsweise bei einer Bizeps- oder Trizeps-Maschine vorkommen oder auch bei einer Butterflymaschine. Aber auch eine Bein- oder Schulterpresse kann sich schlecht auf die Gelenke auswirken, wenn man diese nicht passend einstellt oder wenn diese einfach nicht mit den körperlichen Gegebenheiten übereinstimmend eingestellt werden kann. Wenn du mal eine Zeitlang nur mit freien Gewichten, Seilzügen und Hanteln trainierst und dann auf Geräte wieder umsteigst, dann wirst du merken, wie unangenehm die Bewegungsabläufe bei vielen Geräten sind.

Vorteile von geführten Geräten:

- einfacher für Anfänger
- schnelle Gewöhnung

Viele Vorteile von Geräten gibt es nicht - und ein guter Trainier weiß das auch. Wenn man gerade anfängt mit dem Fitness-Training, kann man zum Anfang ganz gut mit Geräten trainieren. Für einen Anfänger, egal ob Mann oder Frau, ist es sehr einfach, mit einem Gerät zu trainieren. Die Bewegung ist vorgegeben und somit kann nicht wirklich viel falsch gemacht werden. Man muss aber nicht mit einem Gerät anfangen als Anfänger. Beim Training mit Geräten gewöhnt sich der Trainierende sehr schnell an die Belastung und an die Trainings-Ausführung. Für wirklich sehr unsportliche Leute kann es Sinn machen mit einem Geräte-Training anzufangen.

Nachteile von freien Gewichten

- für Anfänger zum Anfang schwierig zum Ausführen
- Gewöhnung dauert länger

Für Anfänger ist es relativ schwierig, mit freien Gewichten zu trainieren. (Wer sich vielleicht noch daran erinnern kann, als er das erste Mal Bankdrücken gemacht hat, weiß vielleicht noch, wie er mit der Langhantel rumgeschaukelt hat.) Die Bewegungen müssen also mit einer größeren Konzentration auf den Bewegungsablauf ausgeführt werden als bei einem Gerät. Deswegen ist es für Anfänger meistens etwas schwieriger, mit freien Gewichten zu trainieren. Beim Training mit freien Gewichten ist es natürlich unerlässlich, die Übungen richtig auszuführen. Damit ist gemeint, dass man eine kontrollierte und gleichmäßige Bewegung haben muss. Dabei ist auch zu beachten, dass man beide Körperseiten gleichmäßig beansprucht und nicht mit einem Arm mehr drückt oder zieht als mit dem anderen. Dies würde auf Dauer zu einer vermehrten einseitigen Belastung der Muskulatur führen, was sich dann auf Dauer gegebenenfalls in einer verkrümmten Körperhaltung wiederspiegelt. Aus diesen Gründen ist es beim Einstieg für einen Anfänger schwieriger. Jedoch ist es nicht unbedingt verkehrt als Anfänger direkt mit freien Gewichten anzufangen. Man muss nur lediglich auf eine korrekte Ausführung achten. Zum Anfang empfiehlt es sich, weniger Gewichte zu nehmen, bis die Ausführung der Übung perfekt sitzt.

Vorteile freie Gewichte

- schnelleres Muskelwachstum
- bessere Fettverbrennung
- in der Regel keine Scherkraft-Entwicklung bei Bewegungsabläufen
- bessere Kraftentwicklung
- synergetisches Arbeiten der Muskulatur

Wenn man mit freien Gewichten trainiert, hat man den Vorteil, dass die Muskeln viel schneller wachsen als beim normalen Training mit Geräten. Freie Gewichte beanspruchen die Muskulatur wesentlich anders als ein Gerät. Bei allen Bewegungen mit freien Hanteln müssen deine Muskeln den Bewegungsablauf stabilisieren. Das heißt, dass beim Training viele verschiedene Muskelgruppen aktiviert werden und mitarbeiten.

Das ist sehr vorteilhaft, da dein Körper synergetische (zusammenarbeitende) Kräfte entwickelt. Durch die Zusammenarbeit der Muskelgruppen bei den Bewegungen entsteht somit eine größere Gesamt-Kraft. Generell ist ein Training mit freien Gewichten - also mit Hanteln und Langhanteln - auch deutlich anstrengender als ein Training an Geräten. Das hängt mit den gerade genannten Punkten zusammen und deswegen führt dies auch zu einem besseren Muskelwachstum. Besseres Muskel-wachstum bedeutet mehr Muskelmasse, was wiederum bedeutet, dass dein Körper mehr Fett verbrennt.

Dein Körper ist generell darauf ausgelegt, bei allen Bewegungsabläufen möglichst viele Muskelgruppen auf einmal zu aktivieren. Deswegen sollte man diese natürliche Gegebenheit mit einem Training mit freien Gewichten voll ausnutzen. Bei einem Training mit Geräten werden diese natürlichen, positiven Umstände etwas abgeschwächt bzw. zum Teil verhindert. Wenn man wirklich Ahnung hat und weiß, wie man trainieren sollte, dann sind viele (nicht alle!) Geräte völlig überflüssig. Ich selbst trainiere so gut wie nie an Geräten. Ich nutze freie Gewichte bzw. Hanteln und Seilzüge. Man kann eventuell ein paar Übungen einbauen, die man an Geräten durchführt, wie zum Beispiel eine Beinpresse, oder eine Beinbizeps-Maschine. Wenn man ein oder zwei Geräte nutzt, ist es ok und auch nicht unbedingt verkehrt. Aber mindestens 80 – 90 % des Trainings sollten an freien Gewichten absolviert werden. Es ist einfach effektiver. Bei Seilzügen ist es wieder etwas anderes. Diese kann man sehr gut nutzen. Seilzüge kann man ungefähr mit freien Gewichten vergleichen, da man auch mit anderen Muskeln gegenstabilisieren muss. Hier ist die Bewegung auch nicht vorgegeben und der Seilzug passt sich der Körpergröße an. Dementsprechend sind Seilzüge ungefähr gleich effektiv, wie es Kurzhanteln oder Langhanteln sind. Den besten Körper, die beste Fettverbrennung und die größten Muskelzuwächse bekommt man durch freie Hanteln und Seilzüge. Ein Training an Seilzügen und freien Gewichten ist zudem auch bestens für die Gesundheit der Gelenke geeignet. Die Bewegungen sind nicht vorgegeben und alles passt sich bei der Ausführung der Körpergröße an.

Bei Geräten ist es nicht so. Geräte sehen im Prinzip nur gut aus, aber ansonsten sind sie - was das Training angeht - deutlich schlechter. Ein guter Trainer weiß das und kann das auch gut erklären.

2.3 Die richtigen Wiederholungzahlen

Wiederholungen beim Krafttraining und Bodybuilding

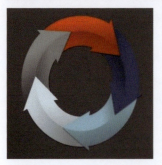

Wenn man Bodybuilding oder Krafttraining betreibt, dann muss man auch die richtige Anzahl der Wiederholungen ausführen. Die Wiederholungszahlen bestimmen zu einem hohen Grad den Effekt auf die Muskulatur. Je nachdem, wie viele Wiederholungen man ausführt, trainiert man seine Maximalkraft, Hypertrophie oder auch die Kraftausdauer.

Allerdings hängen diese drei Bereiche nicht nur von den Wiederholungszahlen ab, sondern auch von der TUT, also Time Under Tension. Gemeint ist damit die Zeit unter Spannung. Zuerst möchte ich hier auf die Wiederholungszahlen eingehen. Die Wiederholungszahlen stehen in einer gewissen Verbindung zu der TUT, was ich aber später noch eingehender erklären werde.

Maximal-Kraft-Training

Wenn man die Maximalkraft trainieren möchte, dann geht es hierbei um die Steigerung der Kraft in der Muskulatur. Man möchte also den Muskel dazu bringen, mehr Gewicht zu bewältigen - und zwar bei maximaler Anstrengung. Hier sei sofort angemerkt, dass diese Anzahl der Wiederholungen nichts in einem Trainingsplan von Anfängern verloren haben! Jedenfalls nicht bei maximaler Anstrengung. Wenn ein Anfänger sich mit maximaler Anstrengung belasten würde, könnte es im schlimmsten Fall zu Muskel-Faser-Rissen kommen. Deswegen ist ein Maximal-Kraft-Training nur für Leute geeignet, die wirklich regelmäßig seit mindestens einem halben bis einem Jahr trainieren.

Am besten sogar noch länger. Alle, die unter einem halben Jahr trainieren, für die macht es keinen Sinn und es ist dann völlig überflüssig. Genau kann man das natürlich nicht sagen, ab wann ein Maximal-Kraft-Training sinnvoll ist bzw. absolviert werden darf. Das ist natürlich individuell zu entscheiden. Dabei muss man auch selbst einfach etwas schauen und auf seinen eigenen Körper hören. Man sollte dabei selbst einschätzen können, was zu viel ist und was nicht. Mit einem Maximal-Kraft-Training ist die komplette und völlige Anstrengung bis zum Maximum gemeint - also wirklich so, dass nichts mehr geht. Gemeint ist ein Training bis zur letzten Wiederholung und am besten noch mit einem Trainingspartner, der dann noch bei den letzten Wiederholungen nachhilft.

So ein Training würde bei einem Anfänger zu ernsthaften Muskelverletzungen führen. Deswegen ist dies auf jeden Fall nicht geeignet für Leute, die unregelmäßig trainieren und nie intensiv über einen längeren Zeitraum trainiert haben. Die Wiederholungzahlen befinden sich bei diesem Training im Bereich von 1 – 6 Wiederholungen. Dabei sollte man ungefähr mit 90 – 100% der Maximalkraft trainieren. In diesem Bereich wird die Maximal-Kraft trainiert. Beim Maximal-Kraft-Training sind nämlich kurze Belastungen nötig, die mit einem sehr hohen Gewicht ausgeführt werden.

Hypertrophie-Training

Wenn man vom Hypertrophie-Training spricht, ist damit die Muskel-Faser-Verdickung gemeint. Man möchte also durch das Training bewirken, dass die Muskel-Fasern sich verdicken und somit der Muskel an Volumen gewinnt. Diese Art von Training kann nach relativ kurzer Eingewöhnungsphase von ca. 2 bis 3 Monaten durchgeführt werden. Aber dennoch sollte man langsam anfangen und immer selbst darauf achten, inwieweit der Körper das Training gut verträgt. Bei diesem Training ist die Belastung etwas niedriger, aber dafür die Wiederholungen höher. Die Wiederholungen befinden sich im Bereich von ca. 6 - 12. Oft werden auch andere Zahlen angegeben, wie zum Beispiel 8 bis 12. So genau muss man das nicht sehen. Es ist nämlich so, dass man sowieso die beiden anderen Bereiche immer mittrainiert und nur lediglich die Tendenz zu dem jeweiligen Training anders ist. Das heißt also, dass man beim Hypertrophie-Training auch die Maximal-Kraft steigert und genauso beim Maximal-Krafttraining die Hypertrophie trainiert. Beim Hypertrophie-Training sollte man ca. im Bereich von 60 – 90% der Maximal-Kraft trainieren.

Kraft-Ausdauer-Training

Das Kraft-Ausdauer-Training wird fälschlicherweise oft als „Training auf Definition" bezeichnet. Allerdings gibt es dies in dieser Form nicht und ist somit nicht richtig. Ein Kraft-Ausdauer-Training dient der Kraft-Ausdauer und dies hat nichts mit einer Definition zu tun. Wenn man also von Kraft-Ausdauer-Training spricht, dann ist zum einen die Muskel-Ausdauer gemeint - also die Leistungs-Steigerung des Muskels im Sinne von einer Bewältigung von mehreren Wiederholungen.

Zum anderen hat dieses Training den Effekt, dass die Kapillarisierung (Vermehrung der Blutgefäße) im Muskel zunimmt. Folglich wird die Durchblutung des Muskels verbessert. Was dies zur Folge hat, ist eigentlich logisch. Bei einer verbesserten Durchblutung des Muskels werden Nährstoffe und der Sauerstoff zum Muskel besser transportiert. Dies macht sich in einer verbesserten Regenerations-Fähigkeit bemerkbar und natürlich auch durch eine generelle Leistungs-Steigerung. Wenn man die Kraft-Ausdauer trainieren möchte, befindet man sich ungefähr im Bereich von 12 – 25 Wiederholungen. Dabei sollte man die Belastung von ungefähr 40 – 60% der Maximal-Kraft einhalten.

Allgemein zu den Wiederholungen

Die Angaben zu den Wiederholungen sind Richtwerte. Alle drei Bereiche trainieren auch jeweils die anderen beiden Bereiche - nur eben im kleineren Maße. Deswegen sollte man dies nicht ganz so extrem betrachten. Ob man jetzt 12 oder 13 Wiederholungen macht, wird keinen gravierenden Unterschied in Bezug auf die Hypertrophie machen. Genauso wenig, ob man 6 oder 7 Wiederholungen ausführt. Die Erklärungen hier sollen einfach nur verdeutlichen, dass es verschiedene Bereiche gibt und dass man diese beeinflussen kann, wenn man die Wiederholungen und das Maximal-Gewicht variiert.

2.4 Trainingssätze – wie viele Trainingssätze sind nötig

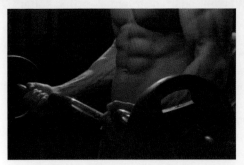

Je nachdem, wie lange du trainierst, solltest du ungefähr etwas zwischen 3 bis 12 Trainingsätzen für eine bestimmte Muskelgruppe durchführen. Wenn du schon sehr lange trainierst, also so ca. 5 - 8 Jahre regelmäßiges Training und ohne Unterbrechung, dann kannst du sogar bis zu 15 Sätze je Muskelgruppe durchführen.

Je länger du trainierst, umso mehr Trainings-Sätze kannst du also ausführen. Das geht natürlich nicht bis ins Unendliche. Bei 15 Sätzen ist schon ungefähr die Grenze erreicht. Allerdings müssen nicht zwangsläufig 15 Sätze gemacht werden. Das könnte selbst bei Leuten, die schon extrem lange trainieren, auch schon zu viel sein. Das musst du für dich selbst rausfinden, wie viele Sätze du benötigst.

Hier mal ein ungefähre Einteilung:

Trainingserfahrung ohne Unterbrechung	Anzahl der Trainingssätze je Muskelgruppe
< 0,5 Jahre	ca. 3 Sätze
0,5 – 1 Jahr	ca. 6 Sätze
1 – 2 Jahre	ca. 9 Sätze
> 2 Jahre	ca. 12 Sätze
> 5 – 8 Jahre	ca. 15 Sätze (bei vielen reichen trotz der Erfahrung 12 Sätze)

Du musst das natürlich auch etwas nach Gefühl entscheiden. Einfach mal mit wenigen Sätzen anfangen und dann über die Monate hinweg steigern. Du solltest generell immer auf deinen Körper hören. Das kann ich von hier aus natürlich nicht beurteilen, wie viele Sätze du brauchst. Du musst auch schauen, wie sich die Anzahl der Sätze auf dein Muskelwachstum auswirkt und dementsprechend diese etwas anpassen.

Zu wenige Trainingssätze

Wann hast du definitiv zu wenige Trainingssätze ausgeführt?

Zu wenig ist es, wenn du am nächsten Tag kein bisschen Muskelkater hast. Wenn du am nächsten Tag nichts davon spürst, dass du deinen Muskel am Vortag trainiert hast, dann ist das definitiv zu wenig. Du musst natürlich mit dem Training einen Wachstums-Reiz setzen und das bekommst du nur hin, wenn du deinen Muskel mit einer ungewohnten Menge und Intensität an Belastung beanspruchst. Eine ungewohnte Belastung heißt, dass dein Muskel diese Belastung so in dieser Form nicht kennt bzw. Schwierigkeiten hat, dieser Beanspruchung standzuhalten.

Dadurch rufst du einen Anpassungs-Prozess in deiner Muskulatur hervor und dein Muskel wird stärker und wächst. Dein Muskel wird versuchen, sich so anzupassen, so dass er das nächste Mal diese Belastung besser bewältigen kann. Wenn du aber so trainierst, dass dein Muskel überhaupt keine Probleme hat, die Trainingsbelastung zu bewältigen, dann hat dein Muskel keinen Grund, sich an irgendetwas anzupassen bzw. stärker zu werden oder sich in irgendeiner Form zu verändern.

Zu viele Trainingssätze

Wann hast du zu viele Trainingssätze gemacht?

Zu viel ist es, wenn du zum Beispiel extrem starken Muskelkater hast, welcher ungefähr länger als 3 - 5 Tage dauert. Solange du Muskelkater hast, darfst du die Muskulatur mit dem Muskelkater nicht trainieren. Ansonsten störst du deine Muskeln bei der Regeneration. Wenn du also sehr lange Muskelkater hast, kannst du an den Folgetagen nicht weitertrainieren und das wirft dein Training durcheinander bzw. verzögert dann die anderen Trainingstage.

Wenn du trotzdem weitertrainierst, obwohl du starken Muskelkater hast, kommst du ins Übertraining und dann kannst du deine Muskeln im Prinzip komplett vergessen. Übertraining ist tödlich für deine Fortschritte. Übertraining heißt, dass du so viel trainierst, dass dein Körper mit der Regeneration nicht mehr hinterher kommt. Dadurch würdest du dich auf Dauer in einer Abwärts-Spirale bewegen und somit trotz regelmäßigem Training überhaupt nicht vorankommen. Das sieht man bei vielen Leuten. Sie trainieren regelmäßig und hart, aber kommen nicht voran. Das kann am Übertraining liegen. Deswegen übertreibe es nicht mit den Trainingssätzen. Du solltest diese einfach Schritt für Schritt steigern und auf dein Körpergefühl achten.

Passende Anzahl von Trainingssätzen

Die passende Anzahl von Trainingssätzen ist, wenn dein Muskelkater ca. 2 – 3 Tage anhält. Das ist ungefähr der optimale Richtwert. Das muss natürlich auch zum kompletten restlichen Training passen. Wenn du heute deine Brust trainierst und übermorgen die Schultern, musst du schauen, ob sich die einzelnen Muskelgruppen nicht überschneiden.

Beim Brusttraining sind natürlich auch Bereiche der Schulter-Muskulatur aktiv und umgekehrt sind beim Schultertraining auch Bereiche der Brust-Muskulatur aktiv. Das heißt, dass dein Training eine vernünftige Splittung haben muss. Die Aufteilung der Muskelgruppen auf die Trainingstage muss so erfolgen, dass die Regeneration nicht gestört wird. Aber bei ungefähr 2 - 3 Tagen Muskelkater liegst du im optimalen Bereich mit deinen Trainingssätzen. Ansonsten bei längerem Muskelkater die Sätze reduzieren und bei weniger Muskelkater die Sätze erhöhen.

Hormone und die passende Anzahl der Trainingsätze

Zum einen, wie schon gesagt, kann man sich natürlich am Muskelkater und somit nach seinem Gefühl richten. Allerdings gibt es hierbei noch eine weitere wichtige Komponente, in Bezug auf die passende Anzahl der Trainingssätze bzw. die Gesamtdauer des Trainings.

Hierbei geht es darum, dass man an einem einzelnen Tag nicht zu lange trainiert, denn logischerweise steigt mit jedem weiteren Trainings-Satz auch die Gesamtdauer des Trainings. Dabei fängt der Körper an nach einer gewissen Zeit vermehrt Stress-Hormone zu produzieren. Es handelt sich hier um ein ganz bestimmtes Hormon, nämlich das Cortisol. Dieses wird unter anderem auch als Cortison bezeichnet.

Allerdings handelt es sich beim Cortison eigentlich um ein synthetisch hergestelltes Hormon, welches als Vorstufe vom Cortisol gilt. (Cortison kennst du sicherlich auch aus Salben, Nasensprays oder Asthmasprays etc.) Das Cortisol wird allerdings von den Mitochondrien (dienen zur Energiegewinnung) in der Nebennierenrinde produziert. Es entsteht bei jeglichen Stresssituationen und hat eine entzündungshemmende Wirkung. Des Weiteren wirkt sich das Cortisol auch protein-abbauend aus und wandelt Aminosäuren in Glukose um. Hierbei wird der Blutzuckerspiegel erhöht und es entsteht eine vermehrte Glykogen-Bildung in der Leber. Weitere Folgen sind eine Mobilisierung von Fettsäuren, um zusätzliche Energie-reserven bereitzustellen.

Der Köper wird also in einen Zustand versetzt, in welchem die Energiebereitstellung im Vordergrund steht. Dieser Zustand ist allerdings nicht optimal für den Muskelaufbau, da der Körper, wie gerade gesagt, Proteine abbaut. Daher sollte man zum einen alle allgemeinen Stresssituationen möglichst vermeiden und zum anderen sein Training so gestalten, dass hierbei möglichst wenig Cortisol produziert wird.

Dabei befindet man sich etwas im Zwiespalt. Man will zum einen den Muskel möglichst gut ausreizen und zum anderen steigen die Cortisol-Werte nach zu langen Trainingseinheiten an. Gängige Behauptungen sind, dass ab 45 Minuten die Cortisol-Werte langsam anfangen zu steigen. Allerdings unterliegen Cortisol-Werte auch im Allgemeinen verschiedenen Schwankungen am Tag. Dennoch sollte man ein Training von 90 Minuten als absolutes Maximum ansetzen. Tendenziell sollte man maximal eher 75 Minuten trainieren. Hierbei ist allerdings das reine Krafttraining gemeint – also ohne Aufwärmen und ohne Cool-Down.

ABER es gibt einen kleinen „Trick", der dazu führt, dass dein Cortisol-Spiegel nicht so stark ansteigt oder das dieser sogar hinauszögert wird. Gerade haben wir gelernt, dass der Cortisol-Spiegel im Körper steigt, weil der Körper in einer Stresssituation vermehrt Energiereserven bereitstellen möchte. Dem kannst du entgegenwirken, indem du deinem Körper vorher genug Energie gibst und/oder sogar beim Training noch etwas Energie „nachtankst" (z.B. Banane beim Training). Der Körper will ja mit dem Cortisol unter anderem bewirken, dass sich dein Blutzucker-Spiegel erhöht.

Was kannst du also tun?

Ganz einfach: Ganz viele Kohlenhydrate (**Kapitel 4.8**) vor dem Training essen!

So steigt dein Blutzuckerspiegel auch an und dein Körper muss dementsprechend nicht so viel Cortisol produzieren, da deine Energiereserven ausreichen. Natürlich nicht 5 Minuten vor dem Training essen, da dein Körper sonst mitten in der Verdauung feststeckt und nicht so wirklich darauf Lust hat, dass du in diesem Moment schwere Gewichte hebst. Von daher solltest du ca. 1 - 2 Stunden vor dem Training essen!

2.5 Die richtigen Pausen zwischen den Trainingssätzen

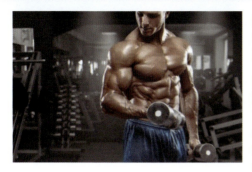

Es gibt ja, grob gesagt, drei Bereiche, die man trainieren kann. Dieses sind zum einen das Kraft-, das Hypertrophie- und noch das Kraft-Ausdauer-Training.

In den vorherigen Kapiteln habe ich schon beschrieben, dass die Wiederholungszahlen und die TUT (Spannungsdauer) sich auf diese drei Bereiche auswirken. Die TUT wird im nächsten Kapitel noch näher erklärt. Was vielen aber nicht klar ist und deswegen auch von vielen überhaupt nicht beachtet wird, sind die richtigen Pausen zwischen den Trainings-Sätzen.

Denn die jeweilige Trainingsart ist auch abhängig von der richtigen Pause zwischen einem Trainings-Satz. Deswegen ist es auch wichtig zu wissen, wie lange man eine Pause nach einem Satz machen muss, um den entsprechenden Bereich zu trainieren.

Nachfolgend eine Übersicht dazu:

Kraft-Training

Primäres Ziel: Steigerung der Maximalkraft

- optimale Pause zwischen den Sätzen: 3 - 6 Minuten.

Hypertrophie-Training

Primäres Ziel: Verdickung der Muskel-Fasern (Hypertrophie)

- optimale Pause zwischen den Sätzen: 2 - 3 Minuten.

Kraft-Ausdauer-Training

Primäres Ziel: Steigerung der Kraft-Ausdauer

- optimale Pause zwischen den Sätzen: 1 - 2 Minuten.

Man sieht auf der vorherigen Seite in der Übersicht die Unterschiede in den Pausen bei den jeweiligen Trainingszielen. Das macht wirklich einen wesentlichen Unterschied, ob du 1 Minute Pause nach einem Trainings-Satz machst oder eben 4 Minuten. Hierbei ist die unterschiedliche Wirkung wirklich sehr groß.

Deswegen solltest du unbedingt darauf achten, dass du mit den Pausen im entsprechenden Rahmen bleibst. Natürlich ist es nicht relevant, wenn deine Pausen sich nur um ein paar Sekunden verschieben. Also eine Toleranz von ca. 30 Sekunden ist noch ok.

Mache dir vorher bewusst, was du trainieren möchtest und halte dich an die entsprechenden Pausen. Wenn du Masse aufbauen willst, aber die Trainingssätze immer innerhalb von einer Minute nacheinander ausführst, kannst du deine Muskelmasse vergessen. Also wirklich bemerkenswerte Erfolge werden dann ausbleiben, wenn die Pausen viel zu kurz sind.

Gleiches gilt für die beiden anderen Bereiche.

Allerdings sollte man es auch hiermit nicht übertreiben, so dass man versucht auf die Sekunde genau, sich an die Pausen zu halten. Die angegebenen Bereiche sind lediglich Tendenzen und dienen zur Orientierung, da man irgendwie die drei Trainings-bereiche abgrenzen muss.

Eine wichtige Anmerkung zu den Trainingsplänen in diesem Buch

Da die Trainingspläne auf den drei Bereichen aufbauen, solltest du versuchen, dich ungefähr an die Pausen zu halten, wenn du nach den Trainingsplänen trainierst. Allerdings, wie schon gesagt, sollte man es damit nicht übertreiben. Zudem muss es auch mit den Trainingsplänen in der Gesamtheit vereinbar sein.

Damit meine ich, dass du beispielsweise bei der Krafttrainings-Phase nicht unbedingt 6 Minuten Pause machen musst, weil du sonst für das gesamte Training einfach zu lange brauchen würdest.

Deswegen wäre es bei der Krafttrainings-Phase _und_ bei der Hypertrophie-Phase _auch_ ok, wenn du bei _beiden_ bei ca. 2 – 3 Minuten bleibst.

Beim Kraft-Ausdauer-Training kannst du natürlich problemlos die einzelnen Satz-Pausen von 1 – 2 Minuten einhalten.

Man sollte das gesamte Training einfach nicht zu starr sehen, sondern immer eine gewisse Flexibilität im Training bewahren.

2.6 TUT - die richtige Zeit der Muskelspannung

Die TUT - also Time Under Tension. Übersetzt heißt es: Zeit unter Spannung.

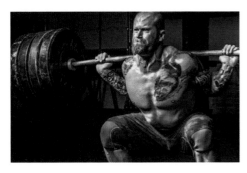

Damit ist die Spannungs-Dauer gemeint, welcher ein Muskel beim Training ausgesetzt ist. Doch was heißt das genau und warum ist das beim Bodybuilding wichtig?

Für das Bodybuilding ist das sehr wichtig, denn damit steuerst du zum großen Teil dein Muskelwachstum. Je nach Spannungsdauer hast du verschiedene Effekte auf deine Muskeln. Mit der Spannungsdauer ist die Dauer der Belastung bei einem Trainingssatz gemeint.

Wenn du zum Beispiel deinen Bizeps gerade trainierst und dann 12 Wiederholungen ausführst, dann brauchst du eine gewisse Zeit, um die Wiederholungen durchzuführen. Nehmen wir an, du brauchst 1,5 Sekunden, um den Arm einmal anzuheben und 1,5 Sekunden, um den Arm wieder zu senken. Dann würdest du für 12 Wiederholungen 12 x 2 x 1,5 = 36 Sekunden brauchen. Die 36 Sekunden sind jetzt deine TUT - also die Spannungsdauer. Das ist für dein Training relevant, denn je nachdem, was du trainieren möchtest, musst du auch deine TUT anpassen. Deswegen sollte man sich zuerst Gedanken machen, ob man die Kraft, die Hypertrophie oder die Kraftausdauer trainieren möchte.

Nachfolgend eine Übersicht zu der jeweiligen Muskel-Spannungsdauer für die entsprechende Trainings-Art.

Kraft-Training

Primäres Ziel: Steigerung der Maximalkraft

- optimale Spannungs-Dauer (TUT): ca. 8 - 12 Sekunden

Hypertrophie-Training

Primäres Ziel: Verdickung der Muskel-Fasern (Hypertrophie)

- optimale Spannungs-Dauer (TUT): ca. 30 - 45 Sekunden

Kraft-Ausdauer-Training

Primäres Ziel: Steigerung der Kraft-Ausdauer

- optimale Spannungs-Dauer (TUT): ca. 45 - 90 Sekunden

Man sieht in der Übersicht, wie lange man den Muskel bei einem Trainingssatz auf Spannung halten muss, damit der jeweils gewünschte Effekt eintritt.

Wenn man also wirklich effektiv trainieren möchte und ein bestimmtes Ziel hat, dann macht es Sinn, darauf zu achten, denn sonst trainiert man an seinem Ziel vorbei.

Natürlich spielen auch noch andere Faktoren eine Rolle, um den jeweiligen Effekt eintreten zu lassen. Man muss natürlich auch die Zahl der Wiederholungen beachten und auch die Dauer der Pausen zwischen den Trainings-Sätzen hat eine wesentliche Bedeutung.

Diese Punkte habe ich ja bereits schon in diesem Buch in den entsprechenden Kapiteln beschrieben.

Wichtig zu wissen

Genau wie bei den anderen Faktoren für die drei jeweiligen drei Trainingsarten bzw. Bereiche, ist es auch hier so, dass es sich nur um Tendenzen handelt und nie zu 100% auf einen Bereich hin trainiert werden kann. Es gibt immer Überschneidungen.

2.7 Muskelaufbau durch synergetische Übungen

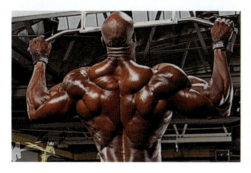

Ein richtiger Muskel- und Kraftaufbau benötigt ein richtiges Krafttraining. Dabei machen aber sehr viele Leute noch typische Fehler. Ein ganz typischer Fehler ist es, zu wenige synergetische Übungen in sein Training zu integrieren.

Synergetische Übungen führen dazu, dass dein Körper besonders schnell Muskeln aufbaut und dass deine Kraft schneller steigt. Im Allgemeinen werden zu viele Isolations-übungen durchgeführt.

Isolationsübungen sind natürlich auch nützlich und sollten weiterhin eingesetzt werden, jedoch nicht im Übermaß.

Das heißt, dass man primär zu den synergetischen Übungen tendieren sollte. Nur zum Schluss der Trainingseinheit bzw. eines Trainingstages können oder sollten ein paar wenige Isolationsübungen durchgeführt werden.

Aber was sind eigentlich synergetische Übungen?

Hier mal eine Auflistung, welche Übungen zu den synergetischen Übungen zählen:

- Bankdrücken
- Schulterdrücken
- Klimmzüge
- Latziehen
- Rudern
- Kniebeugen
- Kreuzheben
- Ausfallschritte
- usw.

Dies sind alles Übungen, die mehrere Gelenke auf einmal beanspruchen und deswegen zählen diese zu den synergetischen Übungen. Das heißt auch, dass mit diesen Übungen gleichzeitig mehrere Muskel-Gruppen beansprucht werden. Umso mehr Gelenke bei einer Bewegung aktiviert werden, desto mehr benutzt du alle Bewegungsapparate an deinem Körper, welche ja alle mit deinen Muskeln verbunden sind. Das ist ein großer Vorteil bei synergetischen Übungen. So kannst du mehr Gewicht bewältigen und deine Muskeln wachsen dadurch schneller und besser. Synergetische Übungen sind auch deshalb so effektiv, weil sie dem natürlichen Bewegungsablauf nahekommen. Der Körper ist nämlich von Natur aus darauf ausgelegt, synergetisch zu arbeiten. Dies bedeutet, dass der Körper bei jeder Bewegung möglichst viel Kraft entwickeln möchte. Wenn du beispielsweise irgendwo hochklettern würdest, dann beanspruchst du sehr viele Muskel-Gruppen gleichzeitig und nicht nur den Bizeps oder nur die Schultern. Beim Klettern wird beispielsweise der komplette Rücken-Bereich mit beansprucht, dein Bizeps, natürlich auch die Unterarme und viele weitere kleinere Muskelgruppen. Sogar die Brust-Muskulatur wird beim Klettern beansprucht. Durch die Zusammenarbeit (Synergie) der Muskeln kann dein Körper mehr Kraft entfalten als wenn er jeden Muskel einzeln benutzen würde. Im Allgemeinen bekommst du also durch diese Übungen viel mehr Muskelmasse und einen besser trainierten Körper. Die Vorteile dieser Übungen liegen klar auf der Hand und deswegen solltest du auf jeden Fall mehr von diesen Übungen nutzen.

So wirst du deutlich schnellere Erfolge beim Training verzeichnen können. Durch die synergetischen Übungen verbrennst du zum Beispiel auch mehr Kalorien als bei Isolationsübungen, was wiederum zur vermehrten Fettverbrennung führt. Der schnellere Muskel- und Kraftaufbau sowie der höhere Kalorienverbrauch resultiert einfach daraus, dass bei diesen Übungen sehr viele Muskelgruppen auf einmal aktiviert werden. Außerdem sind die Übungen generell anstrengender als die Isolationsübungen, was auch ein Grund dafür ist. Gerade das Kreuzheben und die Kniebeugen sind perfekte Beispiele dafür.

Bei den Kniebeugen und dem Kreuzheben werden alle Beinmuskeln trainiert und aktiviert. Es werden das Hüft-, das Knie- und das Fußgelenk genutzt. Alle Muskeln, die an diesen Gelenken befestigt sind, arbeiten deswegen mit. Diese Grundübungen sorgen zudem für eine sehr gute Körperhaltung, denn diese hat auch etwas mit einer ausbalancierten Körpermuskulatur zu tun.

Schlechte Körperhaltung entsteht immer dann, wenn bestimmte Muskelbereiche zu stark entwickelt sind oder einige Bereiche zu schwach. Da diese Übungen alle Muskeln trainieren, wird eine Balance zwischen den Muskeln geschaffen und die Körperhaltung verbessert sich. Diese Übungen sind also nicht einfach nur etwas besser als andere Übungen – nein, diese Übungen sind absolut essentiell!

Des Weiteren ist es auch so, dass der Testosteron-Spiegel bei synergetischen Übungen steigt, da hierbei viele große Muskelgruppen trainiert werden. Das wiederum wirkt sich auch auf das Muskelwachstum aus und auf das komplette Training. Und zu guter Letzt wird vor allem die intermuskuläre Koordination verbessert. Damit ist das Zusammenspiel der Muskelgruppen gemeint. Wenn du noch ein Anfänger bist und noch nicht lange trainierst, dann ist das Zusammenspiel deiner Muskeln am Anfang noch relativ schlecht. Deine Muskeln sind auf bestimmte Bewegungen noch nicht eingestellt und behindern sich zum Teil etwas gegenseitig. Nach ein paar Wochen des Trainings verbessert sich dieser Zustand.

Bei den synergetischen Übungen ist es so, dass diese einen besonders positiven Effekt auf die intermuskuläre Koordination haben und deswegen deine kompletten Bewegungsabläufe verbessern. Somit verbessert sich auch aus diesem Aspekt her deine Kraftleistung. Man sieht, dass durch diese Übungen verschiedene Synergie-Effekte im Körper entstehen, die deine Fitness auf allen Ebenen vorantreiben. Diese Übungen sind der absolute Grundstein eines jeden guten Trainings bzw. Trainings-Plans.

Deswegen implementiere diese Übungen immer in dein Training. So du wirst deine Fitness deutlich verbessern und dich in allen Bereichen steigern!

Die Vorteile von synergetischen Übungen nochmal im Überblick:

- schnellerer Muskelaufbau
- schnellere Fettverbrennung
- schnellerer Kraftaufbau
- sorgen für eine gute Körperhaltung
- mehr Testosteron
- Verbesserung der intermuskulären Koordination.

Isolationsübungen – wann sollten diese ausgeführt werden?

Isolationsübungen trainieren stark konzentriert hauptsächlich eine Muskelgruppe. Eine Isolation eines Muskels zu 100% ist natürlich nicht möglich, da der Körper über 650 Muskelgruppen hat und immer und bei jeder Bewegung kleinere Muskelgruppen beteiligt werden. Isolationsübungen eignen sich gut, um einen bestimmten Bereich verstärkt zu trainieren und diesen zum Wachsen zu bringen. Allerdings macht es keinen Sinn, alle winzig kleinen Muskelgruppen zu beanspruchen und dafür irgendwelche Isolationsübungen durchzuführen. In vielen Bereichen wächst der Muskel generell besser, wenn dieser durch eine synergetische Übung trainiert wird.

Gute Isolationsübungen:

- Bizeps-Curls (Langhantel, Kurzhantel oder SZ-Stange usw.)
- Trizeps-Drücken (am Seil, liegend mit SZ-Stange, liegend mit Kurzhanteln usw.)
- Nackenziehen oder Shrugs (mit Langhantel oder Kurzhantel usw.)
- Wadenheben stehend oder sitzend
- Beinstrecker am Gerät
- Beinbeuger am Gerät
- hintere Schulter (eine Ausnahme-Übung! – Erklärung folgt....)

Das wären jetzt ein paar Isolationsübungen, welche durchaus sinnvoll sein können bzw. sind. Diese Übungen sollte man in sein Training einbauen, da hierbei wirklich wichtige Muskelgruppen trainiert werden.

Alles andere an Isolationsübungen, irgendwelche Verrenkungen, um einen kleinen Bereich am Rücken zu erwischen oder ähnliches, macht keinen Sinn und ist überflüssig. Auch irgendwelche angeblichen Übungen, um irgendwie die innere Brust zu trainieren, den inneren Bizeps oder auch sonstiges dieser Richtung, sind auch überflüssig. Das funktioniert sowieso nicht! Man kann nicht die innere Brust trainieren, weil die Faserung der Muskulatur nach innen verläuft!

Das heißt, man kann den oberen oder unteren Bereich der Brustmuskulatur verstärkt trainieren (also mit einer Tendenz), aber nicht den inneren oder äußeren Bereich. Der innere und der äußere Bereich werden immer gleich stark beansprucht. Das hat etwas mit der Anatomie und dem Ansatz und dem Ursprung der Muskulatur zu tun.

Wenn man sich auskennt, dann weiß jeder halbwegs gute Trainer, dass so etwas nicht möglich ist!

Das nur so nebenbei.

Ausnahme – hintere Schulter-Muskulatur

Dieser Bereich ist sehr wichtig und wird von den meisten vernachlässigt. Das macht sich unter anderem daran bemerkbar, dass die Schultern nach vorne hängen. Das ist natürlich nicht der alleinige Grund für nach vorne hängende Schultern - aber ein wesentlicher. Ein zu häufiges Training der Brustmuskulatur und zu seltenes Training der Rückenmuskulatur, begünstigen die nach vorne hängenden Schultern auch.

Die hintere Schultermuskulatur stabilisiert stark das komplette Schultergelenk. Das Schulter-Gelenk gehört zu den Kugel-Gelenken und ist so in dieser Form einmalig am Körper, wie es sich bei der Schulter darstellt. Es gibt noch das Hüftgelenk, welches auch ein Kugel-Gelenk ist, allerdings hat dieses nicht so einen hohen bzw. großen Bewegungsradius wie das Schultergelenk.

Beim Schultergelenk ist es so, dass die Gelenks-Pfanne und der Gelenks-Kopf sehr frei sind und hauptsächlich nur durch Muskeln und Bänder zusammengehalten werden. Viele Leute haben auch Schulter-Probleme. Gerade in solchen Fällen macht es sehr viel Sinn, dass man den Bereich der hinteren Schulter-Muskulatur verstärkt trainiert. Die Schulter besteht aus dem vorderen, dem hinteren und dem mittleren Bereich. Diese drei Bereiche sollten gleichmäßig entwickelt werden, damit keine muskulären Dysbalancen entstehen.

Der ganze Körper muss sich im Gleichgewicht befinden. Das heißt, dass ALLE Muskelgruppen gleichmäßig trainiert werden müssen, um einen leistungsfähigen, kräftigen, durchtrainierten und somit gesunden und gutaussehenden Körper zu bekommen! Die hintere Schulter-Muskulatur ist ein Bereich, der nur bei relativ wenigen Übungen ausreichend mittrainiert wird. Somit sollten für diesen Bereich noch zusätzlich ein paar Übungen gemacht werden.

Der vordere und der mittlere Anteil der Schulter-Muskulatur werden im Gegensatz dazu bei sehr vielen Übungen mittrainiert und somit sind diese Bereiche meistens schon sehr gut entwickelt. Deswegen muss der Fokus verstärkt auf den hinteren Bereich der Schulter gelegt werden.

Diesen kleinen Bereich kann bzw. sollte man deswegen zusätzlich isoliert trainieren.

2.8 Superkompensation – Trainingsreiz zum Zeitpunkt!

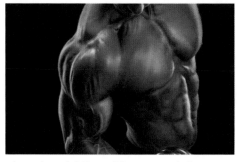

Ein richtiges und effektives Training ist nur gegeben, wenn man die Trainings-Reize aufeinander abstimmt.

Damit ist gemeint, dass der Zeitpunkt der einzelnen, aufeinander folgenden Trainings-Tage, richtig abgestimmt werden muss.

Das hat etwas mit der Regeneration des Muskels zu tun. Das Thema der Regeneration habe ich schon ein paar Mal in diesem Buch angesprochen, jedoch ist es ein sehr wichtiges Thema und deswegen möchte ich dieses hier nochmals vertiefen und dabei genau erklären, wie die Regeneration verläuft und wie sich der Muskel an den gesetzten Trainings-Reiz anpasst.

Die Superkompensation

Die Superkompensation kommt aus der Sport-Wissenschaft und ist ein Prinzip, welches erklärt, wie die Wachstums-Anpassung des Muskels funktioniert und wann der nächste Trainings-Reiz gesetzt werden muss.

Im Rahmen einer Trainingseinheit wird ein Wachstumsreiz ausgelöst, der in unserem Organismus zu einer Leistungssteigerung führen soll. Normalerweise befindet sich unser Körper in einem biochemischen Gleichgewicht - die sogenannte Homöostase. Wenn wir trainieren und damit unseren Körper mit Gewichten belasten, stören wir dieses Gleichgewicht. Der Körper versucht, diese Diskrepanz auszugleichen. So entsteht ein Wachstumsreiz in der Muskulatur.

Darauf aufbauend, soll beim nächsten Training und im richtigen Moment, ein weiterer Wachstums-Reiz erfolgen. Dabei soll auch der richtige Zeitpunkt des nächsten Trainings-Reizes bestimmt werden können, um dauerhaft die maximale Kraft- und Leistungssteigerung zu erreichen.

Dies ist die Superkompensation und diese vollzieht sich in 5 Schritten.

1. **Schritt: Ausgangsniveau:**
   Hier befindest du dich in der Homöostase, also im Gleichgewicht. Je höher dein derzeitiges Leistungsniveau schon ist, umso geringer fällt die Anpassung aus.

2. **Schritt: Trainingsreiz:**
   In diesem Schritt wird der Belastungsreiz gesetzt, welcher über dein normales Leistungsniveau hinausgeht.

3. **Schritt: Ermüdung:**
   Während du trainierst, nimmt deine Leistungsfähigkeit ab und deine Energiereserven werden abgebaut. Dein Muskel ermüdet und deine Kohlenhydrat-Speicher werden verbraucht. Dieser Prozess wird dem katabolen Stoffwechsel zugeordnet.

4. **Schritt: Erholung:**
   Nach deiner Trainingseinheit versorgst du deinen Muskel mit Proteinen, Kohlenhydraten und allen weiteren Nährstoffen, welche dann im Rahmen des anabolen Stoffwechsels verwendet werden, um den Muskel aufzubauen.

5. **Schritt: Superkompensation:**
   Der Effekt der Superkompensation ist im Prinzip ein Schutzmechanismus des Körpers. Dein Körper möchte sich auf diese ungewohnte Belastung einstellen, indem er zusätzliche Leistungsreserven bereitstellt, um solche Belastungsreize zukünftig zu kompensieren. Dein Organismus möchte sich also der Belastung anpassen. Optimal ist es, wenn man es schafft, den nächsten Trainingsreiz am höchsten Punkt der Superkompensation zu setzen. Das heißt also, wenn dein Körper die größten Leistungsreserven aufgebaut hat.

Dies siehst du in der folgenden Grafik:

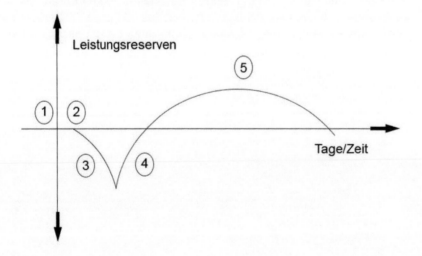

In der eben gezeigten Grafik sind die genannten 5 Schritte mit Nummern angegeben.

Dieses Prinzip sollte man verinnerlichen und verstehen. Um die Muskeln perfekt zum Wachsen zu bringen, muss man bei sich selbst herausfinden, wo der höchste Punkt der Superkompensation ist. Genau hier an diesem Punkt muss immer der nächste Trainingsreiz angesetzt werden.

Wenn du den Trainingsreiz zu früh setzen würdest, wird dein Muskel nicht vernünftig wachsen und deine Leistung stagniert.

Bei einem zu späten Trainingsreiz wirst du mit dem Training nicht vorankommen, weil dein Muskel anfängt, sich wieder abzubauen.

Wann ist der höchste Punkt der Superkompensation erreicht?

Wie kannst du jetzt rausfinden, wo der höchste und damit optimale Punkt ist, um den nächsten Trainings-Reiz zu setzen? Das ist nicht ganz so schwer, wie du jetzt vielleicht denkst. Du kannst dich nach deinem Muskelkater richten.

Wenn du Muskelkater hast, dann solltest du diesen Muskel nicht trainieren. Das hatte ich schon zum Teil in diesem Buch angesprochen. Beim Muskelkater ist es so, dass sich dein Muskel zu diesem Zeitpunkt in einer Regenerations-Phase befindet und du diese Phase stören würdest, wenn du dann trotzdem trainierst.

Somit musst du zumindest warten, bis der Muskelkater vorbei ist. Und wenn du jetzt, nachdem der Muskelkater vorbei ist, noch etwa 8-16 Stunden wartest, dann bist du genau am optimalen Punkt in der Superkompensation. Genau hier solltest du den nächsten Trainings-Reiz setzen. Natürlich solltest du immer etwas nach deinem Gefühl gehen, aber hiernach kannst du dich sehr gut richten, um den höchsten Punkt der Superkompensation zu treffen.

Es gibt natürlich keine allgemeingültige Regel oder Zeitangabe, wann sich die Superkompensation am höchsten Punkt befindet, da jeder Körper verschieden und die Regeneration von vielen Faktoren abhängig ist.

Wichtig ist einfach nur, dass man sich darüber bewusst ist und dass du für dich selbst auf die genannten Signale von deinem Körper achtest. Es gibt keine pauschale wissenschaftliche Regel für den optimalen Zeitpunkt. Du musst also ein Gefühl dafür entwickeln.

2.9 Prinzip der Varietät

Damit der Muskel immer weiter wächst, muss er immer wieder einen neuen Trainingsreiz bekommen!

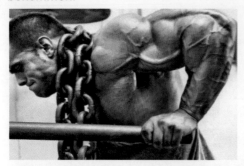

Das Muskelwachstum ist im Prinzip eine Anpassung des Körpers auf Trainings-Reize, welche über das durchschnittliche oder normale Anstrengungsmaß hinausgehen.

Die meisten Leute trainieren jahrelang immer wieder nach dem gleichen Trainingsprinzip.

Es wird nichts an den Trainings-Methoden verändert. Die Wiederholungs-Zahlen bei den Trainingssätzen bleiben gleich, auch das Trainingsgewicht wird nicht geändert und es werden auch keine neuen Trainingsmethoden angewandt. Der Muskel bekommt deswegen immer wieder denselben Reiz und wird deswegen nicht zum Wachsen angeregt.

Der Muskel muss nicht nur einer hohen Belastung ausgesetzt werden, sondern auch verschiedene Trainings-Reize bekommen. Das heißt, dass die Trainingsmethode immer wieder geändert werden sollte. So erreicht man, dass der Muskel sich immer wieder neu anpassen muss und deswegen auch immer weiter wächst und stärker wird.

Das heißt aber auch, dass es kein bestes oder effektivstes Training gibt. Damit ein Training dauerhaft erfolgreich ist, sollte man systematisch und mit einer auf sich aufbauenden Struktur vorgehen.

Das heißt, dass man nach einem System trainieren sollte, welches das gesamte Training berücksichtigt. Alle Aspekte des Trainings müssen hineinfließen und sich gegenseitig ergänzen.

Hier nachfolgend einmal ein paar Möglichkeiten, wie du dein Training optimal variieren kannst und wie du das Training systematisch angehst.

Das Training optimal variieren:

- ein höheres Gewicht und weniger Wiederholungen
- ein niedrigeres Gewicht und mehr Wiederholungen
- andere Übungen
- andere Reihenfolge der Übungen
- mehr Sätze, etwas leichtere Intensität (nicht bis zum Muskelversagen)
- weniger Sätze, etwas stärkere Intensität (bis zum Muskelversagen)
- andere Trainingsmethoden (Pyramidentraining, Supersätze, Pitt-Force, Super-Slow-Sätze, Negativ-Sätze, Teilbewegung mit Endkontraktion).

Dies alles sind mögliche Ansätze, um verschiedene Variationen in dein Training zu bringen und somit neue Wachstums-Reize auszulösen.

Um hierbei systematisch vorzugehen, solltest du ca. 4 - 8 Wochen lang das gleiche Training ausführen. Dabei trainierst du beispielsweise 4 – 8 Wochen einen 4er Splitt mit einer bestimmten Kombination von Übungen und einer bestimmten Anzahl von Wiederholungen. Zum Beispiel trainierst du im Bereich von 8 – 12 Wiederholungen und behältst dabei auch eine bestimmte Reihenfolge der Übungen bei.

Das heißt, dass du in diesen 4 - 8 Wochen immer im Bereich von 8 – 12 Wiederholungen bleibst, auch, wenn du in einem Satz mehr Wiederholungen machen könntest, als die maximalen 12 Wiederholungen. Dabei bleiben auch die Übungen gleich.

Wenn es zu leicht wird beim Training und du mehr Wiederholungen machen könntest, dann solltest du erst die Wiederholungen in allen Sätzen auf 12 steigern und dann irgendwann das Gewicht etwas erhöhen. Wie ich das genau meine und wie du dich mit der gleichen Trainingsmethode richtig steigerst erfährst du noch in **Kapitel 2.12**.

Welchen Vorteil hat so ein Training nach System?

Wenn du nach diesen 4 - 8 Wochen dein Training komplett umstellst und die eben erwähnten Variationen einbringst, reagiert dein Körper mit starkem Muskelwachstum, weil er diesen Reiz nicht kennt bzw. längere Zeit nicht mehr zu spüren bekommen hat.

Wenn du nämlich 4 – 8 wochenlang mit den 8 – 12 Wiederholungen trainierst und dann auf einmal nur noch 6 – 10 Wiederholungen machst, dabei mehr Gewicht nimmst, noch zusätzlich die Übungen auswechselst und die Reihenfolge veränderst, ist das für deinen Körper am Anfang ein VÖLLIG neuer Reiz und so bekommst du EXTREME Muskel-Wachstums-Schübe!

So einen Wechsel sollte immer alle 4 – 8 Wochen durchgeführt werden! Nach diesem Prinzip solltest du immer trainieren, wobei ein Wechsel in einem 4-wöchigen Rhythmus ungefähr als optimal angesehen werden kann.

Die meisten Leute trainieren jahrelang mit denselben Wiederholungen und denselben Übungen und wundern sich, dass der Muskel nicht vernünftig wächst. Dabei muss man sich aber wirklich nicht wundern, wenn man seinem Muskel keine neuen Reize gibt.

Kurz zusammenfassend:

Du musst im Training eine Variation einbringen! Der Muskel braucht immer wieder einen neuen und unbekannten Trainingsreiz, damit er wächst! Natürlich solltest du systematisch vorgehen und am besten mit einem Trainingsplan. Nur mit einem Trainingsplan kannst du kontrollieren, welche Übungen du die letzten Wochen gemacht hast und wie viel Gewicht du benutzt hast.

So kannst du dann auch messen, wie stark sich dein Muskelwachstum verbessert hat. Ohne Trainingsplan ist keine vernünftige Kontrolle möglich und somit wirst du ohne Trainingsplan auch nie bemerkenswerte Erfolge haben.

Verschiedene Intensitätstechniken (Trainingsmethoden)

Hier möchte ich noch auf ein paar Intensitätstechniken eingehen und diese genau erklären, da eine Variation ja etwas mit verschiedenen Trainingsmethoden zu tun hat. Aber es sei auch angemerkt, dass es nicht unbedingt notwendig ist, alle Intensitätstechniken einzusetzen. Außerdem werden nicht alle Intensitätstechniken bei jedem eine gute Wirkung haben. Es kann beispielsweise vorkommen, dass ein Training zwar sehr anstrengend war, der Trainings-Reiz aber irgendwie nicht passend gesetzt wurde. Oder es kann auch passieren, dass der Körper einfach zu stark überlastet wird mit so einer Intensitätstechnik, was dann dazu führt, dass der Muskel auch nicht besser wächst.

Für wen sind Intensitätstechniken geeignet?

Intensitätstechniken sind definitiv nur etwas für fortgeschrittene Leute und deswegen auch immer mit Vorsicht anzuwenden. Untrainierte Leute würden sich damit ernsthafte Verletzungen zufügen. Für untrainierte Leute und Anfänger ist das also komplett verboten! Schlimmstenfalls kann es zu Muskelabrissen kommen, welche dann nie wieder richtig verheilen. Deswegen: Vorsicht damit! Man sollte eine Intensitätstechnik ganz langsam angehen! Langsam herantasten und wenn es zu wenig war, dann kann man immer noch in der nächsten Woche mehr machen oder die Intensität steigern.

Folgende Intensitätstechniken möchte ich einmal vorstellen und erklären:

1. Pyramidentraining
2. Supersätze
3. Pitt-Force
4. Super-Slow-Sätze
5. Negativ-Sätze
6. Teilbewegung mit Endkontraktion

1. Pyramidentraining

Ein Pyramidentraining bezieht sich auf die Trainingsgewichte je Trainingssatz. Das heißt, dass man das Trainingsgewicht nach jedem Trainingssatz etwas verändert. Dabei kann die positive und die negative Pyramide unterschieden werden. Bei der positiven Pyramide wird das Gewicht nach jedem Trainingssatz etwas erhöht (um ca. 3 – 5%). Beispielsweise führt man den ersten Satz Bankdrücken mit 100 Kilo und 10 Wiederholungen durch, setzt das Gewicht ab, macht dann eine normale Satz-Pause (Kapitel 2.5) und erhöht dann das Gewicht beispielsweise um 2,5 Kilo pro Seite. Nach der Satz-Pause nimmt man das Gewicht und führt 8 Wiederholungen durch. Danach kommt wieder eine Satz-Pause und eine nochmalige Gewichtserhöhung um 2,5 Kilo pro Seite. Also hat man dann insgesamt schon 110 Kilo. Nach der Satz-Pause wird wieder das Gewicht genommen und dann werden 6 Wiederholungen ausgeführt. Das ist die positive Pyramide. Wobei die Wiederholungs-Anzahl auch anders gewählt werden kann. Wichtig ist nur, dass man nach jedem Satz das Gewicht steigert und die Wiederholungen senkt.

Bei der negativen Pyramide wird dies genau umgekehrt gemacht. Das heißt, dass man nach jedem Satz das Gewicht etwas senkt und die Wiederholungen erhöht. So würde man dann beispielsweise bei 6 Wiederholungen mit 110 Kilo anfangen und nach jedem Satz etwas weniger Gewicht nehmen und dann versuchen, die Wiederholungen zu steigern. Diese zwei Methoden gibt es. Wobei ich eher die positive Pyramide empfehlen kann, da man sich hier langsam herantastet und ich persönlich damit immer die deutlich besseren Erfolge erzielt habe. Aber trotz allem kann dies jeder für sich mal selbst ausprobieren und schauen, welche Art des Pyramiden-Trainings die bessere Wirkung hat.

2. Supersätze

Bei Supersätzen versucht man, die Muskelfasern im Prinzip bis ins Letzte auszureizen. Hier geht es darum, sich komplett auszupowern und das Maximale vom Körper abzuverlangen.

Wie funktioniert ein Supersatz?

Man kann zunächst drei Haupt-Varianten von Supersätzen unterscheiden, welche jeweils zwei weitere Möglichkeiten des Trainings bieten:

1. Supersatz mit agonistischer Muskelgruppe (zwei Varianten)
   a. Drei aufeinanderfolgende synergetische Übungen
   b. Drei aufeinanderfolgende Isolationsübungen

2. Supersatz mit antagonistischer Muskelgruppe (zwei Varianten)
   a. Zwei aufeinanderfolgende synergetische Übungen
   b. Zwei aufeinanderfolgende Isolationsübungen

3. Supersatz mit unterschiedlicher Muskelgruppe (zwei Varianten)
   a. Zuerst synergetische Übung, dann Isolationsübung
   b. Zuerst Isolationsübung, dann synergetische Übung

Supersatz mit agonistischer Muskelgruppe

Man führt bei Variante 1 zunächst (z.B. beim Bankdrücken – synergetische Übung) einen normalen Satz aus und setzt erstmal das Gewicht normal ab. Jetzt macht man aber keine Satz-Pause, sondern reduziert schnell das Gewicht (ca. 20% reduzieren) und macht dann sofort weiter mit dem Training. Man schließt im Prinzip einen weiteren Satz direkt ohne Pause an und geht immer bis zum vollen Muskelversagen. Danach wird das Gewicht wieder abgelegt, das Gewicht wird wieder reduziert und es wird nochmals direkt ohne Pause ein weiterer Satz ausgeführt. Bei Variante 2 bleibt alles gleich, nur dass man eben eine Isolationsübung ausführt. Also zum Beispiel einen Satz Bizeps-Curls, dann das Gewicht ablegen, um ca. 20% das Gewicht reduzieren und direkt hinterher den nächsten Satz Bizeps-Curls ausführen. Dann wieder das Gewicht um ca. 20% reduzieren und noch einen Satz Bizeps-Curls ausführen. Man führt pro Übung dann meistens ungefähr 3 Super-Sätze aus. (Man kann auch 4 oder 5 Supersätze nacheinander ausführen, wenn man möchte) Allerdings sollte man die gesamte Übungsanzahl an dem jeweiligen Trainingstag etwas reduzieren, denn solche Supersätze beanspruchen die Muskulatur deutlich stärker als ein normales Training. Immerhin schließt man ständig noch einen Satz an und hebt dadurch in der Gesamtheit je Satz deutlich mehr Gewicht. Deswegen sollte man 1 oder 2 Übungen je Muskelgruppe weniger machen als bei einem normalen Training.

Supersatz mit antagonistischer Muskelgruppe

Hierbei ist das Prinzip wieder gleich, also ein anschließender Trainingssatz, ohne Pause. Allerdings wird hierbei der Gegenspieler im Supersatz trainiert, also der Antagonist. Bei Variante 1 sieht das so aus, dass man zum Beispiel Bankdrücken (synergetische Übung) ausführt und dann im Anschluss, ohne Pause, sofort einen Satz am Latzug (auch eine synergetische Übung – aber der Gegenspieler) hinterher macht.

Oder Variante 2, einen Satz Bizeps-Curls (Isolationsübung) ausführt und dann direkt ohne Pause einen Satz Trizepsdrücken (auch eine Isolationsübung – aber der Gegenspieler) am Seil hinterher macht. Man führt also einen Supersatz mit der gegenüberliegenden (antagonistischen) Muskelgruppe – egal ob synergetische oder Isolationsübung – aus.

Supersatz mit unterschiedlicher Muskelgruppe

Hier wieder dasselbe Prinzip, man schließt auch hier, ohne Pause, einen weiteren Trainingssatz an, jedoch nicht für die gleiche Muskelgruppe. Bei Variante 1 heißt das also, dass man beispielsweise einen Satz Bankdrücken (synergetische Übung) ausführt, das Gewicht dann absetzt und direkt danach den Trizeps (Isolationsübung) mit einem Satz hinterher trainiert.

Es geht einfach darum, dass man nach einer synergetischen Übung, eine Isolationsübung anschließt.

Man könnte also auch nach dem Bankdrücken direkt einen Satz mit Kabelzügen für die Brust anschließen. Beim Rückentraining, zum Beispiel beim Latzug (synergetische Übung), könnte nach dem Trainings-Satz, ein Satz Bizeps-Curls (Isolationsübung) oder auch beispielsweise ein Satz Cable-Cross reverse (Isolationsübung) ausgeführt werden. Also auch hier beim Rückentraining, einfach direkt ohne Pause eine Isolationsübung hinterher machen. Man kann das Ganze auch umgekehrt machen - also die Variante 2. Das heißt, erst die Isolations - und dann die synergetische Übung. Das könnten dann erst die Bizeps-Curls sein und dann im Anschluss, ohne Pause, direkt die Klimmzüge. Oder, um ein Beispiel für die Schultern zu geben, zuerst das Seitheben (Isolationsübung) und dann direkt hinterher das Schulterdrücken (synergetische Übung) mit Kurzhanteln.

Fazit zu Supersätzen

Natürlich bedarf es, gerade bei solchen Kombinationen wie den Supersätzen, der Kenntnis darüber, welche Übungen synergetisch sind, welche als Isolationsübungen gelten und natürlich auch darüber, welche Muskelgruppen bei den jeweiligen Übungen trainiert werden. Deswegen ist hier im Allgemeinen eine gute Kenntnis des Körpers von Nöten. Diese Art des Trainings – also die Supersätze – ist wirklich sehr anstrengend und führt deswegen sehr häufig zum Übertraining, selbst bei erfahrenen Leuten. Dies ist deswegen <u>überhaupt nichts</u> für Anfänger! Bei einem Anfänger würde so ein Training zu starken Muskelverletzungen führen! Zudem ist es schwierig, so ein Training in einem sinnvollen Trainingsplan zu integrieren. Je nach dem, für welche der drei Varianten du dich eventuell entscheiden würdest, müsstest du deinen kompletten Trainingsplan umstellen. Hier gibt es keine pauschale Richtlinie. Dieses Training müsste komplett individuell auf dich abgestimmt werden.

3. Pitt-Force

Das Pitt-Force Training wird vielen wahrscheinlich noch unbekannt sein. Diese Trainingsmethode ist auf den ersten Blick etwas ungewöhnlich, aber bei näherer Betrachtung sieht man die Vorteile.

Wie funktioniert das Pitt-Force-Training?

Hier führt man im Prinzip keine normalen Trainings-Sätze aus, sondern immer nur eine Wiederholung. Nach jeder Wiederholung wartet man ca. 5 Sekunden und führt die nächste Wiederholung aus. Das geht dann immer so weiter, bis nichts mehr geht. Nach jeder Wiederholung wird also das Gewicht kurz abgesetzt und man macht die 5 Sekunden Pause. Bei Klimmzügen würde man nach jedem Klimmzug kurz loslassen und sich die 5 Sekunden im Stand ausruhen und dann die nächste Wiederholung machen. Dann wieder 5 Sekunden Pause im Stand und wieder die nächste Wiederholung, bis nichts mehr geht. Beim Bankdrücken würde man das Gewicht einmal zur Brust runterlassen, dann hochdrücken und wieder ablegen. Hier auch wieder die 5 Sekunden Pause, dann das Gewicht wieder nehmen, eine Wiederholung ausführen und das Gewicht wieder ablegen. Auch hier solange weiter machen, bis nichts mehr geht.

Diese Trainingsmethode kann man bei fast allen Übungen umsetzen.

Was bringt so ein Training?

Der Vorteil liegt darin, dass man verhältnismäßig viel Gewicht nimmt und damit sehr viele Wiederholungen ausführen kann, was den Muskel stark ausreizt und so dann zu verstärktem Muskelwachstum führt. Selbstverständlich ist dies auch nichts für Anfänger. Wenn man so ein Training ausführt, können je Übung auch normal 3 Sätze ausgeführt werden (also Pitt-Force-Sätze mit Pausen nach jeder Wiederholung). Im Vergleich zu den regulären Trainingssätzen wird der Muskel hier deutlich stärker belastet. Man sollte deswegen auch bei dieser Trainingsmethode die Übungen in der Gesamtheit am jeweiligen Trainingstag etwas reduzieren. Einfach 1 oder 2 Übungen weniger machen als beim konventionellen Training. Die Wiederholungen je Pitt-Force-Satz können bei ca. 8 – 20 angesetzt werden.

4. Super-Slow-Sätze

Diese Trainingsmethode hat es wirklich in sich. Wer auf Schmerzen steht und seine Muskeln mal richtig ausreizen will, der sollte sich mal an Super-Slow-Sätzen versuchen. Bei den Super-Slow-Sätzen bleibt alles wie bei einem normalen Training, außer, dass man die Zeit der Ausführung je Wiederholung verlängert. Normalerweise braucht man für eine normale Wiederholung ca. 3 – 4 Sekunden.

Bei den Super-Slow-Sätzen sollte eine Wiederholung insgesamt ca. 10 Sekunden dauern. Wenn man zum Beispiel Bankdrücken ausführt und die Stange zur Brust ablässt, sollte das Ablassen der Stange ca. 5 Sekunden dauern. Danach drückt man die Stange wieder hoch, wobei das Hochdrücken jetzt auch wieder ca. 5 Sekunden dauern sollte. Dies kann man bei jeder x-beliebigen Übung durchführen. Die Wiederholungen sollten bei dieser Trainingsmethode ungefähr im Bereich von 6 – 12 liegen. Viel höher sollte man nicht gehen.

Was bringt das Super-Slow-Training?

Der Vorteil hierbei liegt darin, dass man sehr langsam die Übung ausführt und dadurch kein bisschen den Schwung ausnutzt. Somit arbeiten die Muskelfasern zu 100% und werden voll belastet. Der komplette Muskel kontrahiert und man setzt im Prinzip den perfekten Wachstums-Reiz. Mit dieser Methode kann man seine Kraft extrem gut steigern und sehr gut Muskeln aufbauen.

Das Training ist allerdings extrem anstrengend und man sollte deswegen auch hier aufpassen, dass man nicht ins Übertraining kommt. Insofern auch hier schauen, dass man 1 oder 2 Übungen in der Gesamtheit auslässt, da der Muskel sowieso ausreichend belastet wird.

5. Negativ-Sätze

Die Negativ-Sätze werden relativ oft angewandt. Dies bezieht sich auf ein Training mit einem Trainings-Partner.

Wie funktionieren Negativ-Sätze?

Bevor ich das erkläre, muss ich vorher noch eine andere Sache erklären, die notwendig in diesem Zusammenhang ist. Und zwar ist es vorher wichtig zu wissen, welche Kontraktionsarten überhaupt existieren. Mit einer Kontraktion ist die Anspannung bzw. die Arbeitstätigkeit des Muskels gemeint. Wenn ich ein Gewicht mit einem Arm anhebe, dann kontrahieren die Muskeln in meinem Arm.

Man kann dabei 3 Arten der Kontraktion unterscheiden. Das interessante dabei ist, dass man mit diesen 3 Arten der Kontraktion verschiedene Kraftleistungen erbringen kann.

Auf der nachfolgenden Seite sind einmal die drei Kontraktionsarten, die jeweilige Erklärung und die Maximalkraft angegeben, die dabei jeweils erbracht werden kann.

Kontraktionsarten und die Maximalkraft-Leistungen

1. Konzentrische Kontraktion = Wiederstand überwinden
    - Ein Gewicht ziehen, drücken oder anheben
    - Maximalkraft ca. von 60%

2. Isometrische Kontraktion = Wiederstand halten
    - Ein Gewicht in gleicher Position halten
    - Maximalkraft ca. von 80%

3. Exzentrische Kontraktion = Wiederstand nachlassen
    - Ein Gewicht absenken oder runterlassen
    - Maximalkraft ca. von 90%

Jetzt aber zunächst einmal das Prinzip der Negativ-Sätze.

Man führt im Prinzip ein ganz normales Training durch, bei welchem der Trainings-Partner bei einem Satz immer etwas nachhilft, wenn der Trainierende keine Kraft mehr hat, das Gewicht selbst zu bewältigen.

Das heißt, dass der Trainingspartner bei den letzten Wiederholungen noch etwas nachhilft und den Trainierenden etwas unterstützt, in dem er leicht mit den Händen das Gewicht mitdrückt oder zieht.

Dies kann auch in einer extremeren Variante gemacht werden. Das sieht dann so aus, dass man mit Absicht ein Gewicht wählt, welches man alleine überhaupt nicht bewältigen kann, so dass der Trainingspartner bei allen Wiederholungen in den Trainingssätzen nachhilft. Das heißt also, dass der Trainingspartner bei der konzentrischen Bewegung nachhilft und dann bei der negativen Bewegung, also der exzentrischen, den Trainierenden das Gewicht selbst ablassen lässt.

Was bringen Negativ-Sätze?

Eine solche Trainingsmethode soll den Muskel maximal ausreizen und somit möglichst alle Muskelfasern beanspruchen. Damit will man einen starken Wachstums-Reiz setzen und den Muskel über das normale Trainings-Niveau hinaus beanspruchen.

Man sieht in der obigen Übersicht, dass man mit der nachlassenden (exzentrischen) Bewegung das Maximum aus dem Muskel herausholen kann. Dies macht man sich mit den Negativ-Sätzen nämlich zunutze. Somit sind die Negativ-Sätze gut dazu geeignet, den Muskel mit dem höchstmöglichen Gewicht zu belasten und somit setzt man einen sehr intensiven Wachstums-Reiz.

Auch diese Methode ist absolut nichts für Anfänger und kann unter Umständen sogar zu starken Gelenks-Schäden führen!

Wenn der Trainingspartner bei den letzten Wiederholungen etwas nachhilft, dann ist das legitim und auch völlig ok. Bei entsprechender langjähriger Trainings-Erfahrung und einer 100%igen korrekten Ausführung, ist erst mal nichts gegen so ein Training einzuwenden.

Aber ein Gewicht zu wählen, welches von vornherein nicht zu bewältigen ist, so dass der Trainingspartner bei jeder Wiederholung helfen muss, ist sehr belastend für die Gelenke. Auch die Sehnen werden stark belastet. Dabei ist auch zu bedenken, dass die Sehnen ungefähr dreimal langsamer wachsen als die Muskeln. Somit könnten bei solch einem Training Sehnenscheiden-Entzündungen entstehen. Zudem ist es bei solch einem Training sehr schwierig, die Trainingssätze sauber auszuführen. Ich empfehle diese Methode, also mit Gewichten, die man <u>selbst kein einziges Mal</u> <u>bewegen könnte, eher gar nicht anzuwenden.</u>

Aus Gründen der Vollständigkeit habe ich diese Variante trotzdem hier aufgeführt.

6. Teilbewegung mit Endkontraktion

Dies ist eine sehr spezielle Trainings-Technik und auch etwas ungewöhnlich. Es geht hier wieder darum, den Muskel bis in die letzte Muskelfaser intensiv zu beanspruchen.

Wahrscheinlich wirst du auch diese Trainingsmethode noch nie zuvor gesehen oder von ihr gehört haben.

Auch hier ein konkretes Beispiel anhand einer beliebigen Übung.

Nehmen wir dazu einfach die Langhantel-Curls im Stehen für den Bizeps. Hierbei stellt man sich hin und trainiert mit einer Langhantel den Oberarm, also die Bizeps-Muskulatur. Normalerweise greift man die Stange ungefähr schulterbreit an und hebt diese nur aus den Unterarmen nach oben und senkt diese wieder ab.

Bei der Teilbewegung mit Endkontraktion wird das Gewicht, egal bei welcher Übung, erst mal nur bis zum schwersten Punkt angehoben. Dann werden in dieser Position 3 kleine Endkontraktionen ausgeführt, das Gewicht wird dann weiter geführt (also bis der volle Bewegungsradius ausgenutzt ist) und dann wird das Gewicht wieder abgesenkt. Bei der nächsten Wiederholung wird dies wiederholt.

Bei den Langhantel-Curls ist der schwerste Punkt erreicht, wenn die Arme in einem 90° Winkel zum Körper hin stehen. Die Unterarme bilden also eine horizontale Linie vom Körper aus. In dieser Position werden dann die 3 kleinen Endkontraktionen ausgeführt. Man bewegt also den Unterarm in dieser Position langsam ein paar cm nach oben und nach unten. Das Ganze dann dreimal. Danach wird der Unterarm weiter hochgezogen, also wird die Bewegung ganz normal zu Ende durchgeführt, und senkt diesen wieder, wie bei einer normalen Wiederholung. Dann wird wieder die nächste Wiederholung ausgeführt, also wieder bis zum schwersten Punkt gehen, 3 kleine Endkontraktionen ausführen, dann ganz nach oben heben und wieder absenken usw.

Insgesamt sollten die Wiederholungszahlen ca. im Bereich von 6 – 12 liegen. Auch hier entsteht eine extreme Belastung des Muskels und deswegen sollte man in der Gesamtheit die Übungsanzahl reduzieren.

Diese Trainingsmethode kann man mit so gut wie allen Übungen durchführen. Wichtig ist immer, dass man die 3 Endkontraktionen im schwersten Punkt ausführt.

Was bringt eine Teilbewegung mit Endkontraktion?

Bei diesem Training geht es darum im schwersten Punkt, also im Bereich der größten Muskelspannung, ein paar zusätzliche Kontraktionen auszuführen. Da diese an dem Punkt angesetzt werden, wo der Muskel am stärksten arbeitet und der größten Spannung ausgesetzt ist, wird hier wieder ein sehr intensiver Wachstums-Reiz gesetzt. Man überlastet den Muskel also sehr stark, was zum stärkeren Muskelwachstum führt.

Zusammenfassend:

Die genannten Trainingsmethoden bringen eine deutliche Abwechslung ins Training, sind aber alle nur mit Vorsicht anzuwenden. Bei Einsteigern und Anfängern sollten diese Trainingsmethoden komplett weggelassen werden!

Ein Trainingsanfänger würde sich damit komplett überlasten und ins Übertraining kommen oder sich schlimmstenfalls sogar ein paar ernsthafte Muskelverletzungen zuziehen. Wenn man schon fortgeschritten ist, macht es allerdings Sinn, auch zwischendurch mit intensiveren Trainingsmethoden zu arbeiten.

Meine persönlichen Favoriten sind hierbei die positive Pyramide und die Super-Slow-Sätze. Diese Varianten haben mir immer extrem gute Erfolge gebracht. Auch die Leute, welche ich im Fitnessstudio trainiert habe, konnten mit diesen beiden Methoden soweit sehr gute Erfolge erzielen.

Viele Leute trainieren aber auch gerne mit den Supersätzen. Einfach für sich selbst austesten, was gut wirkt und was nicht.

Auch die Teilbewegung mit Endkontraktion kann eine sehr gute Abwechslung im Training sein.

Wichtige Info bezüglich der Einteilung der Intensitätstechniken

Die gerade vorgestellten Trainingsmethoden (Intensitätstechniken) stellen alle eine eigene Trainings-Art dar. Damit meine ich, dass die klassische Einteilung von Hypertrophie, Kraft und Kraft-Ausdauer auf diese Intensitätstechniken nicht anwendbar ist. Bei diesen Trainingsarten muss man sich nicht an den Vorgaben für die drei klassischen Bereiche halten, da es auch nicht möglich ist.

Ein Super-Slow-Satz dauert vergleichsweise sehr lange und müsste von der TUT eher sogar dem Kraft-Ausdauer-Training zugeordnet werden. Da man sich aber sehr lange auch in einer exzentrischen Bewegung (5 Sekunden) aufhält, trainiert man auch sehr stark die Kraft-Leistung.

Die Pitt-Force-Sätze haben jeweils ganz kurze TUT's, da nach jeder Wiederholung eine Pause gemacht wird. Allerdings wird mit einem sehr hohen Gewicht gearbeitet, welches stark auf den Kraft-Bereich ausgelegt ist. Zusätzlich sind die Wiederholungzahlen in der Gesamtheit sehr hoch, was dann eher wieder zum Kraft-Ausdauer-Bereich gehört.

Man sieht also, dass diese Techniken allesamt, eine eigene Trainingsmethode darstellen.

2.10 Faktoren der Trainings-Arten - Zusammenfassung

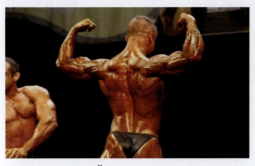

Hier nochmal kurz die einzelnen Faktoren als Zusammenfassung, welche das Kraft-Training beeinflussen und bestimmen.

Wenn du einen bestimmten Bereich trainieren möchtest, dann musst du unbedingt die gleich folgenden Faktoren beachten, da du sonst an deinem Trainingsziel vorbeitrainierst!

Es ist wichtig eine Struktur ins Training zu bringen, damit man den Überblick über das Training behält.

Anhand der folgenden Faktoren kannst du dein Training sehr gut ausrichten. (Es handelt sich wie immer nur um Tendenzen)

Das Krafttraining wird ja in drei Kategorien, also das Kraft-Training, das Hypertrophie-Training und das Kraft-Ausdauer-Training, eingeteilt.

Folgendes musst du beim Kraft-Training beachten:

- primäres Ziel: Kraft-Zuwachs
- 1 – 6 Wiederholungen
- TUT von 8 – 12 Sekunden
- Pausen zwischen den Sätzen: 180 – 360 Sekunden
- Reizintensität: 90% - 100% der Maximal-Kraft

Folgendes musst du beim Hypertrophie-Training beachten:

- primäres Ziel: Muskelfaser-Verdickung
- 6 - 12 Wiederholungen
- TUT von 30 - 45 Sekunden
- Pausen zwischen den Sätzen: 120 - 180 Sekunden
- Reizintensität: 60% - 90% der Maximal-Kraft

Folgendes musst du beim <u>Kraft-Ausdauer-Training</u> beachten:

- primäres Ziel: Steigerung der Kraft-Ausdauer
- 12 - 25 Wiederholungen
- TUT von 45 - 90 Sekunden
- Pausen zwischen den Sätzen: 30 - 120 Sekunden
- Reizintensität: 40% - 60% der Maximal-Kraft

Anhand dieser Übersicht lässt sich gut erkennen, welche Faktoren für das jeweilige Trainings-Prinzip wichtig sind.

Diese sollten beachtet werden. Wenn man zum Beispiel den Hypertrophie-Bereich trainieren möchte, dann müssen wirklich alle 4 Faktoren berücksichtigt werden, damit der Muskel dicker wird. Wenn man zum Beispiel immer nur 1 Minute Pause zwischen den Sätzen macht, dann kann man auch nicht erwarten, dass die Hypertrophie optimal trainiert wird. Man muss sich dann wirklich bei ca. 120 – 180 Sekunden aufhalten, um den Hypertrophie-Bereich perfekt zu trainieren. So holt man das Maximum heraus, wenn alle Faktoren stimmen. Daher sollte diese Übersicht immer im Kopf behalten werden.

Natürlich sind leichte Überschneidungen völlig ok und zum Teil auch nicht zu vermeiden.

Als Beispiel sei ein reines Krafttraining genannt, bei welchem man normalerweise nur mit 1 – 6 Wiederholungen trainiert. Das heißt, dass man bei so einer niedrigen Wiederholungszahl auch entsprechend hohe Gewichte nimmt, mit welchen man eben nur so wenige Wiederholungen schafft. Das Problem dabei ist, dass so eine niedrige Wiederholungszahl, mit entsprechend hohen Gewichten, <u>fast nur für Grundübungen</u> geeignet ist. Es wäre beispielsweise totaler Quatsch Bizeps-Curls, Trizepsdrücken am Seil oder Seitheben mit weniger als 6 Wiederholungen auszuführen.

Das wäre superschlecht für die Gelenke und der Trainings-Effekt wäre fast überhaupt nicht merkbar bei diesen Übungen. Generell ist so ein extremes Krafttraining – also mit weniger als 6 Wiederholungen und in Verbindung mit Grundübungen – eher nur etwas für Wettkampf-Sportler für den Kraft-Bereich und hat deswegen eigentlich nichts in einem normalen Fitness- oder Kraft-Training verloren.

Aus diesem Grund ist der Kraft-Bereich in den Trainingsplänen, welche du in Kapitel 3 von mir bekommst, auch mit 6 – 10 Wiederholungen angeben. Diese Tendenz ist völlig ausreichend, um im Kraft-Bereich zu trainieren.

2.11 Auswirkungen vom Krafttraining auf den Körper

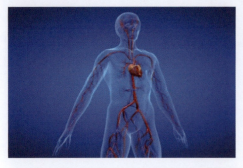

Durch das Krafttraining werden verschiedene Prozesse im Körper angestoßen, welche im Allgemeinen positive Auswirkungen auf die physische und psychische Gesundheit und die Leistungsfähigkeit des Körpers haben.

Hier in diesem Kapitel möchte ich erklären, was im Körper genau passiert, damit man so ein besseres Verständnis für das Training entwickelt und somit auch versteht, warum bestimmte Dinge beim Training wichtig sind. Hierbei möchte ich speziell auf die drei Krafttrainings-Arten, also das Kraft-Training, das Hypertrophie-Training und das Kraft-Ausdauer-Training, eingehen. Im vorherigen Kapitel (2.10) gibt es dazu eine Übersicht, was man beachten muss, um den entsprechenden Bereich zu trainieren.

Was passiert beim Krafttraining?

Das Krafttraining dient der Steigerung der Kraft. Beim Krafttraining trainiert man mit einer hohen Intensität, die vor allem die Maximalkraft und Schnellkraft steigert und auch die intramuskuläre Koordination verbessert. Die intramuskuläre Koordination bedeutet, dass bei einer Bewegung im Muskel mehrere Muskel-Fasern aktiviert werden.

Normalerweise ist es so, dass man bei einer Übung nie zu 100% alle Muskelfasern aktivieren kann, sondern immer nur einen bestimmten Teil davon. Beispielsweise ist es bei einem kompletten Anfänger so, dass dieser nur ca. 40 – 60% der Muskelfasern überhaupt aktivieren kann – egal, wie sehr sich derjenige anstrengt. Kurze Zeit später, also schon nach ein paar Tagen oder Wochen, kann derjenige schon deutlich mehr Gewichte heben, denn durch das Krafttraining werden im Muskel immer mehr Muskelfasern aktiviert.

Das heißt, dass die Aktivierung der Muskelfasern nach einer gewissen Zeit verbessert wird.

Was passiert beim Hypertrophie-Training?

Das Hypertrophie-Training dient vor allem dem Muskelaufbau, also der Verdickung der Muskelfasern. Dies wird als Hypertrophie bezeichnet. Dabei wird vom Körper vermehrt Protein im Muskel eingelagert, was zu der Verdickung und dem Wachstum des Muskels führt. Das Hypertrophie-Training bewirkt natürlich auch die Steigerung der Maximalkraft.

Was passiert beim Kraft-Ausdauer-Training?

Das Kraft-Ausdauer-Training hat sehr viele positive Auswirkungen auf den Körper. Zum einen wird die Schnellkraft durch das Kraft-Ausdauer-Training verbessert und zum anderen wird dabei die intermuskuläre Koordination gesteigert. Diese ist zu unterscheiden von der intramuskulären Koordination.

Die intermuskuläre Koordination bedeutet, dass das Zusammenspiel deiner Muskeln verbessert wird. Am menschlichen Körper befinden sich über 650 Muskeln und bei jeder Bewegung werden mehrere Muskelgruppen aktiviert. Zum Anfang ist es bei einer ungewohnten Bewegung nämlich so, dass die Muskeln noch nicht vernünftig zusammenarbeiten und diese die Bewegung zum Teil selbst abbremsen und etwas behindern. Nach einer gewissen Zeit werden die Bewegungsabläufe in der Muskulatur immer weiter verbessert und die Muskelgruppen fangen an, sich gegenseitig zu unterstützen. Das bedeutet also, dass der Körper anfängt synergetisch zu arbeiten und dadurch auch mehr Kraft entwickelt.

Das Kraft-Ausdauer-Training hat natürlich noch viele weitere positive Wirkungen auf den Körper. Durch dieses Training wird nämlich die Kapillarisierung im Muskel verbessert und zusätzlich werden die Mitochondrien im Muskel vermehrt.

Durch die vermehrte Kapillarisierung im Muskel wird auch die Durchblutung des Muskels gesteigert, was dann zu einem besseren Nährstoff-Transport im Muskel führt. Somit verkürzen sich die Regenerationszeiten und die Leistung des Muskels nimmt zu. Die Mitochondrien sind sozusagen die Kraftwerke in deinem Muskel, welche unter anderem für die Energie-Bereitstellung im Muskel verantwortlich sind. Wenn sich diese im Muskel vermehren, wird deine Energieversorgung im Muskel verbessert.

Das Kraft-Ausdauer-Training führt außerdem zu einem verbesserten Abtransport von Stoffwechsel-Produkten, wie dem Laktat.

Beim Training und bei intensiven Belastungen entsteht das Laktat nämlich im Muskel. Laktat wird immer dann produziert, wenn vom Muskel mehr Sauerstoff verbraucht als über die Atmung aufgenommen wird. Die vermehrte Laktat-Bildung führt dann zur Leistungs-Abnahme im Muskel.

Durch das Kraft-Ausdauer-Training wird eine Toleranz gegen das Laktat aufgebaut, so dass der Muskel trotz des Laktats noch leistungsfähig bleibt. Das hat auf Dauer zur Folge, dass du bei intensiven und langen Belastungen trotzdem lange durchhältst und somit länger und intensiver trainieren kannst.

Zusammenfassung und Fazit:

Man sieht, dass jede Trainings-Art ganz bestimmte Effekte auf den Körper hat. Selbstverständlich ist es so, dass die eben beschriebenen Effekte bei allen drei Trainings-Arten auftreten – nur eben immer mit einer Tendenz – je nachdem, wie man sein Training gerade gestaltet. Deswegen ist es sinnvoll bzw. notwendig, alle drei Trainings-Arten in sein Training zu implementieren, damit der Körper so die maximale Leistungsfähigkeit entwickelt.

Diese drei Trainings-Arten sollten am besten in gewissen Zyklen wiederholt werden. Somit empfiehlt es sich, ein Trainings-Zyklus von ca. 4 – 8 Wochen einzuhalten. Danach kann ein Wechsel auf die nächste Trainings-Art vorgenommen werden. Mit diesem Buch hast du ja auch Trainingspläne erworben. Die Trainingspläne sind genau nach diesem Prinzip aufgebaut. Das heißt, dass du dort in einem Zyklus von 4 Wochen jede Trainings-Art durchläufst.

Dies bringt auf Dauer den maximalen Erfolg beim Training. Mit diesem System bist du sehr vielen trainierenden Leute im Fitness-Studio überlegen! Also jedenfalls bist du denen überlegen, die keine Anabolika nehmen. (Leider sind die Anabolika-Konsumenten nicht gerade selten… Aber das ist ein anderes Thema)

Ich trainiere selbst schon seit mehreren Jahren (ca. 15 Jahre) und konnte noch niemanden finden, der wirklich nach so einem System trainiert. Also jedenfalls nicht in den Fitnessstudios, in denen ich trainiert habe.

Auch <u>in</u> und <u>nach</u> meiner Ausbildung zum Sport- und Fitnesskaufmann, habe ich feststellen dürfen, dass so gut wie allen trainierenden Leuten sowas wie ein Training in Zyklen <u>völlig fremd</u> ist, was ich nicht so richtig verstehen kann. Mit einem Training mit verschiedenen Trainings-Zyklen holt man wirklich alles aus seinem Körper heraus, weil man <u>alle</u> positiven Effekte der verschiedenen Trainings-Arten kumuliert und verbindet!

2.12 Die richtige Intensitätssteigerung beim Krafttraining

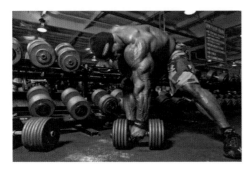

Wenn man Krafttraining betreibt, sollte man versuchen, sich nach einer gewissen Zeit mit den Gewichten irgendwie zu steigern.

So sieht man auch, dass das Training eine Wirkung hat.

Dabei ist es allerdings wichtig, dass man systematisch vorgeht, damit der Fortschritt mit dem maximalen Erfolg verläuft.

Die meisten gehen dabei nicht systematisch vor und erhöhen das Gewicht beim Training einfach nach Lust und Laune, ohne vorher wirklich stärker geworden zu sein. Das heißt, die meisten erhöhen das Gewicht, obwohl der Zeitpunkt es eigentlich noch nicht zulässt. Das ist ein großes Problem, da man sich so im Prinzip selbst veräppelt. Man ist nicht wirklich stärker geworden und erhöht trotzdem die Gewichte. Dadurch folgt meistens eine schlechtere Ausführung der Übungen beim Training, weil man für das Gewicht eigentlich noch nicht bereit ist. Das sollte deswegen <u>unbedingt</u> vermieden werden.

Dies gehört auch zu den ganz typischen Fehlern, die sowohl von Anfängern als auch von fortgeschrittenen Leute gemacht werden.

Wie steigert man sich jetzt richtig?

Zunächst einmal sollte man kurz klären, welche Möglichkeiten es überhaupt gibt, die Intensität zu steigern.

Man kann die Intensität durch die folgenden Dinge steigern:

1. Die Wiederholungen bei einem Trainings-Satz erhöhen
2. Das Trainings-Gewicht erhöhen
3. Die Gesamt-Anzahl der Trainingssätze erhöhen
4. Die Gesamt-Anzahl der verschiedenen Übungen erhöhen

Wenn man diese Dinge erhöht, dann wird der Muskel stärker belastet. Man sollte aber auch eine bestimmte Reihenfolge einhalten. Die aufgelistete Reihenfolge ist deswegen so in dieser Form sinnvoll. Denn es macht nur Sinn, das Gewicht zu steigern, wenn man vorher schon mehr Wiederholungen schafft. Das heißt also, dass man erst die Wiederholungen beim Training erhöht und dann irgendwann das Gewicht.

Generell sollte eine Steigerung der Gewichte deswegen erfolgen, um möglichst schnell und viel Muskulatur aufzubauen. Wenn man das intelligent angeht, dann kann man im Prinzip jede oder fast jede Woche die Wiederholungen etwas erhöhen. Das heißt, dass du von Woche zur Woche auf deinem Trainingsplan beobachten könntest, wie du stärker wirst. Normalerweise sollte es kein Problem sein, dass man je Muskelgruppe mindestens 1 Wiederholung mehr macht als in der Vor-Woche. Natürlich nur, wenn man richtig vorgeht!

Deswegen kommen wir jetzt zur richtigen Intensitäts-Steigerung und der Vorgehensweise beim Krafttraining…

Die Trainingspläne in diesem Buch werden auf diese drei Bereiche aufgeteilt:

1. Kraft-Ausdauer (12 - 20 Wdh.)
2. Hypertrophie (8 - 12 Wdh.)
3. Kraft (6 - 10 Wdh.)

Die Wiederholungszahlen sind hier jetzt so angegeben, wie diese auch in den Trainingsplänen von mir angegeben wurden. (Also mit einer leichten Abweichung von der regulären Eingrenzung der drei Krafttrainings-Arten)

Deswegen erkläre ich das richtige Steigern anhand dieser drei Bereiche, da die Trainingspläne, welche du bekommst, genau darauf ausgelegt sind.

1. Kraft-Ausdauer

Im 1. Satz immer die maximale Anzahl der Wiederholungen des jeweiligen Bereichs - also hier 20 Wdh. Das heißt, dass man hier das Gewicht so wählt, dass man gerade so die 20 Wiederholungen schafft. (die Ausführungs-Technik darf darunter aber nicht leiden)

Im 2. Satz mindestens 16 und maximal 20 Wiederholungen. Hier musst du versuchen, dich von Woche zu Woche zu steigern, bis du auch hier auf die 20 Wiederholungen kommst. Du kannst dich auch sofort in der nächsten Woche auf 20 Wiederholungen steigern, wenn du es schaffst. Ansonsten einfach so viele Wdh. machen wie es geht, aber maximal 20 Wdh. Im 3 Satz mindestens 12 und maximal 20 Wiederholungen. Hier genau dasselbe - du musst versuchen, dich von Woche zu Woche zu steigern, bis du auch hier auf die 20 Wiederholungen kommst.

Du kannst dich auch sofort in der nächsten Woche auf 20 Wiederholungen steigern, wenn du es schaffst. Ansonsten einfach so viele Wdh. machen wie es geht, aber maximal 20 Wdh. Wenn du bei allen 3 Sätzen 20 Wiederholungen schaffst, dann kannst du das Gewicht erhöhen und dann in der nächsten Woche mit 20, 16 und 12 Wiederholungen wieder anfangen und dann das ganze Prinzip erneut wiederholen.

Es kann auch schon reichen, wenn du die ersten beiden Sätze mit 20 Wiederholungen schaffst und den 3. Satz mit ungefähr 14 vielleicht. Ab diesem Zeitpunkt könntest du das Gewicht erhöhen. Also immer in dem Bereich von 12 -20 Wiederholungen bleiben.

2. Hypertrophie

Hier ist es im Prinzip genauso.

Im 1. Satz immer die maximale Anzahl der Wiederholungen des jeweiligen Bereichs - also hier 12 Wdh. Das heißt, dass man hier das Gewicht so wählt, dass man gerade so die 12 Wiederholungen schafft. (die Ausführungs-Technik darf darunter aber nicht leiden)

Im 2. Satz mindestens 10 und maximal 12 Wiederholungen. Hier musst du versuchen, dich von Woche zu Woche zu steigern, bis du auch hier auf die 12 Wiederholungen kommst. Du kannst dich auch sofort in der nächsten Woche auf 12 Wiederholungen steigern, wenn du es schaffst. Ansonsten einfach so viele Wdh. machen wie es geht, aber maximal 12 Wdh.

Im 3 Satz mindestens 8 und maximal 12 Wiederholungen. Hier genau dasselbe - du musst versuchen, dich von Woche zu Woche zu steigern, bis du auch hier auf die 12 Wiederholungen kommst. Du kannst dich auch sofort in der nächsten Woche auf 12 Wiederholungen steigern, wenn du es schaffst. Ansonsten einfach so viele Wdh. machen wie es geht, aber maximal 12 Wdh.

Wenn du bei allen 3 Sätzen 12 Wiederholungen schaffst, dann kannst du das Gewicht erhöhen und dann in der nächsten Woche mit 12, 10 und 8 Wiederholungen anfangen und dann das ganze Prinzip wieder wiederholen. Hier solltest du wirklich bei allen 3 Sätzen auf 12 Wiederholungen kommen und dann erst das Gewicht steigern. Du solltest aber immer in dem Bereich von 8 -12 Wiederholungen bleiben.

3. Kraft

(Dieser Bereich kann gut mit einer positiven Pyramide verbunden
werden – Beschreibung zur positiven Pyramide im **Kapitel 2.9**)

Im 1. Satz immer die maximale Anzahl der Wiederholungen des jeweiligen Bereichs - also hier 10 Wdh. Das heißt, dass man hier das Gewicht so wählt, dass man gerade so die 10 Wiederholungen schafft. (die Ausführungs-Technik darf darunter aber nicht leiden) Im 2. Satz zuerst mit dem Gewicht steigern (positive Pyramide) und dann mindestens 8 und maximal 10 Wiederholungen. Hier musst du versuchen, dich von Woche zu Woche zu steigern, bis du auch hier auf die 10 Wiederholungen kommst.

Du kannst dich auch sofort in der nächsten Woche auf 10 Wdh. steigern, wenn du es schaffst. Ansonsten einfach so viele Wdh. machen wie es geht, aber maximal 10 Wdh. Im 3. Satz zuerst wieder mit dem Gewicht steigern (positive Pyramide) und dann mindestens 6 und maximal 10 Wiederholungen. Hier musst du versuchen, dich von Woche zu Woche zu steigern, bis du auch hier auf die 10 Wiederholungen kommst.

Du kannst dich auch sofort in der nächsten Woche auf 10 Wdh. steigern, wenn du es schaffst. Ansonsten einfach so viele Wdh. machen wie es geht, aber maximal 10 Wdh.

Wie hoch soll die Gewichtssteigerung sein?

Die Gewichtssteigerung beim Training, egal ob beim Pyramiden-Training oder die allgemeine Steigerung beim normalen Training, sollte IMMER möglichst klein gewählt werden. Das heißt, dass du am besten um die kleinstmögliche Steigerung (Gewicht) erhöhst. Wie viel Gewicht du bei den einzelnen Phasen (Kraft, Hypertrophie und Kraft-Ausdauer) nimmst, hängt natürlich als erstes von deiner Kraft ab. Das musst du etwas ausprobieren. Das heißt, wenn du beim Bankdrücken im Kraft-Plan mit 80 Kilo 10 Wiederholungen gemacht hast, dann wirst du beim Hypertrophie-Plan beim Bankdrücken ungefähr 70 Kilo für 12 Wiederholungen brauchen und beim Kraft-Ausdauer-Plan ungefähr 55 Kilo. (Das ist natürlich nur eine grobe Schätzung von mir) Das musst du ausprobieren. Das ist selbstverständlich von Person zu Person verschieden. Dafür bekommst du aber mit der Zeit ein Gefühl. Des Weiteren noch eine Anmerkung zu den Phasen, wenn du diese einmal durchtrainiert hast. Die Gewichte aus dem ersten Durchlauf der Phasen (z. B. Hypertrophie-Phase) sollten übernommen werden, wenn du den vollständigen Kreislauf einmal durchtrainierst und dann wieder zur Hypertrophie-Phase kommst. Dadurch siehst du dann auch direkt, wie viel ein ganzer Durchgang der drei Phasen gebracht hat. Also die Gewichte nehmen, welche dann in der letzten Woche in der jeweiligen Phase genutzt wurden.

Das Training intensiver gestalten durch mehr Sätze

Irgendwann, wenn du merkst, dass dein Training nicht mehr richtig vorangeht und du generell so gut wie keinen Muskelkater bekommst, kannst du auch die Satz-Anzahl je Muskel-Gruppe erhöhen. Beispielsweise machst du zum Anfang, wenn du gerade mit dem Training startest und noch gar keine Trainings-Erfahrung hast, eine Übung mit 3 Sätzen für eine Muskelgruppe. Nach ein paar Wochen erhöhst du auf zwei Übungen mit jeweils 3 Sätzen, also insgesamt 6 Sätzen. Dann irgendwann auf drei Übungen mit jeweils 3 Sätzen, also insgesamt 9 usw. Die Erhöhung der Wiederholungen läuft dabei natürlich parallel ab. Damit meine ich, dass du in den Sätzen weiterhin versuchst, jede Woche die Wiederholungen zu steigern und dann irgendwann auch das Gewicht zu erhöhen. Natürlich kann man sich nicht für jede Übung genau merken, wie viele Wiederholungen man in der letzten Woche gemacht hat und auch nicht, wie schwer die Gewichte genau waren. Deswegen sollte man auch einen Trainingsplan nutzen und alles entsprechend dokumentieren. So geht man systematisch vor und sieht Woche für Woche auf dem Trainingsplan genau seine Erfolge. Die Trainingspläne in diesem Buch sind genau darauf ausgelegt. Du bekommst also wirklich einen Schritt-für-Schritt-Plan zum Muskelaufbau. Mit diesen Trainingsplänen ist es im Prinzip UNMÖGLICH, keine Muskeln aufzubauen, da die Trainingspläne perfekt darauf abgestimmt sind, deine Muskeln zum Wachsen zu bringen. Vorausgesetzt du hältst dich auch an eine vernünftige Ernährung, trinkst NICHT 5 Liter Vodka am Wochenende (Alkohol ist GANZ EXTREM SCHLECHT für den Muskelaufbau – auch drei Bier sind schon zu viel), trainierst regelmäßig und intensiv, hast deine Regeneration im Griff, trainierst systematisch und dokumentierst alles in einem Trainingsplan zur eigenen Kontrolle. Es ist wichtig, seine Fortschritte bei jedem Training zu dokumentieren, damit man auch selbst sieht, wie stark der Fortschritt ist, was zusätzlich auch zur Motivation beiträgt. (Das nur so schon mal als eine Vorab-Erklärung für die Trainingspläne.)

2.13 Übertraining – deswegen wächst dein Muskel nicht

Die in diesem Kapitel folgenden Themen wurden schon an anderen Stellen des Buches zum Teil beschrieben, trotzdem möchte ich das Thema hier nochmal aus einer anderen Perspektive aufgreifen.

Das Übertraining ist eben ein sehr wichtiges Thema, was von vielen Leuten leider nicht richtig verstanden wird.

Der Grundsatz lautet hier:

Der Muskel wächst in der Regenerationsphase und nicht beim Training!

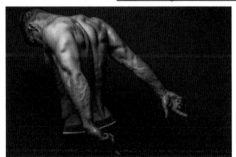

Viele absolvieren ein Training und haben einen Tag später Muskelkater.

Das ist soweit ok und auch gewollt.

Das Problem ist, dass viele Leute ihre Muskeln trotz des Muskelkaters weitertrainieren, obwohl sich diese noch nicht vollständig erholt haben. Wenn du ein optimales und perfektes Muskelwachstum erreichen möchtest, dann darfst du den nächsten Trainingsreiz erst dann setzen, wenn dein Muskelkater komplett wieder verschwunden ist. (Siehe dazu Superkompensation in **Kapitel 2.8**)

An diesem Punkt ist der Muskel wieder vollständig regeneriert und auch bereit für den nächsten Trainingsreiz. Wenn du mit dem Muskelkater trotzdem weiter trainierst, dann störst du den Regenerations-Prozess deines Muskels! Der Muskel kann sich somit nicht optimal entwickeln, weil er keine Zeit dafür bekommen hat!

Dies nennt man dann Übertraining! Also warte immer, bis dein Muskelkater vollständig weg ist – auch, wenn du laut Trainingsplan heute diesen Muskel trainieren müsstest.

Du kannst das Training lieber einen Tag aufschieben und wirst somit bessere Erfolge haben! Mache bloß nicht diesen typischen Anfängerfehler, dass du trotzdem weitertrainierst. Die vollständige Regeneration deines Muskels nach einer Trainings-einheit ist absolut notwendig und nur dann wird sich dein Muskel gut entwickeln.

Das Übertraining

Viele Leute, die Muskeln aufbauen wollen und damit Schwierigkeiten haben, gehen dieses Problem komplett falsch an. Sie machen oft den Fehler, einfach noch mehr Trainings-Sätze zu machen und noch häufiger zu trainieren.

Was dann passiert, ist, dass die Regenerations-Phasen sich noch weiter verlängern und man noch schneller ins Übertraining kommt!

Dadurch wachsen die Muskeln noch langsamer oder man fällt so nach und nach im Training zurück. Man verliert Kraft und kommt gar nicht mehr voran im Training. Einige Leute verstehen das dann falsch und denken, dass sie dann vielleicht nicht hart genug trainieren oder dass sie die einzelnen Muskeln mehrere Male in der Woche trainieren müssten.

Dem ist meistens aber überhaupt nicht so!

Es ist wichtig, dass man seinen eigenen Körper kennenlernt und versteht, damit man weiß, wie die Erholungsphasen ablaufen. Man muss dem Muskel immer die nötige Zeit zur Regeneration geben. Ein Muskel baut sich <u>nicht</u> schon nach zwei Tagen ab. Ein normales Splitt-Training, bei welchem jede Muskelgruppe einmal die Woche <u>primär</u> und zusätzlich einmal die Woche sekundär (als Synergist) trainiert wird, ist als optimal anzusehen. Selbst, wenn man jede Muskelgruppe nur einmal die Woche trainiert, kann es passieren, dass man ins Übertraining kommt, wenn man es mit den Trainingssätzen übertreibt. Deswegen kann man davon ausgehen, dass man meistens nicht noch mehr trainieren muss.

Bauchmuskel jeden Tag trainieren?

Wahrscheinlich hast du schon öfters gehört, dass du deinen Bauchmuskel jeden Tag trainieren kannst? Da es hier im Kapitel um das Übertraining geht, wollte ich auch diesen Punkt eben ansprechen.

Also ich mache es kurz: Nein, das ist definitiv nicht richtig!

Dein Bauchmuskel ist ein Muskel wie jeder andere auch und wächst deswegen nur in der Ruhephase! Wenn du deinen Bauchmuskel trainiert hast, dann hast du in den meisten Fällen am Folgetag Muskelkater, genau wie bei anderen Muskeln. Das heißt, dass sich auch dein Bauchmuskel dann in einer Regenerationsphase befindet und somit nicht gestört werden möchte. Wenn du jetzt trainierst, dann störst du deinen Bauchmuskel dabei, sich aufzubauen, genau wie bei allen anderen Muskeln eben. Mache also nicht diesen Anfängerfehler! Du baust nur einen Sixpack auf, wenn du deinen Bauchmuskel maximal ein- bis zweimal die Woche trainierst!

Im folgenden Kapitel (2.14) gehe ich auf das Split-Training genau ein und erkläre dir, wie man sein Training perfekt aufteilt, damit auch die Regenerations- und Trainings-Phasen perfekt aufeinander abgestimmt werden.

2.14 Split-Training – die richtige Aufteilung der Muskelgruppen

Warum wird ein Krafttraining gesplittet?

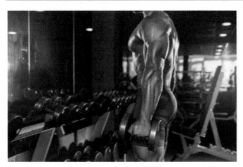

Wenn man vom Splitt-Training spricht, dann ist damit die Aufteilung der Muskelgruppen auf verschiedene Trainingstage gemeint. Für Leute, die noch komplett neu im Bereich des Krafttrainings sind, hört sich das im ersten Moment nicht unbedingt logisch an.

Denn vielen ist nicht richtig bewusst, dass der Muskel in der Regenerationsphase wächst und nicht beim Training. Das ist nämlich unter anderem einer der Gründe, weshalb man das Training überhaupt splittet.

Es gibt aber noch viele weitere Gründe für ein Splitt-Training. Zuvor aber noch eine andere kurze Erklärung zu den möglichen Trainings-Varianten.

Welche Trainings-Varianten gibt es?

Also im Prinzip gibt es einmal das Ganz-Körper-Training und dann gibt es noch das Splitt-Training. Man hört es schon aus dem Namen heraus. Mit dem Ganz-Körper-Training trainiert man an einem Tag den ganzen Körper und beim Splitt-Training trainiert man nur einen bestimmten Bereich, also zum Beispiel die Brust und den Bizeps oder die Beine und den Bauch.

Beide Trainings-Arten haben ihre Berechtigung und sollten auch eingesetzt werden. Allerdings nicht für jede Person gleich. Das hängt von der Person ab. Zum einen natürlichen von den Fitness-Zielen der Person, aber auch davon, wie gut die Person trainiert ist. Einem kompletten Trainingsanfänger gibt man beispielsweise kein Splitt-Training, da dieses sehr intensiv die einzelnen Muskel-Gruppen beansprucht. Bei einem Anfänger beginnt man mit einem lockeren Ganzkörper-Programm, bei welchem für jede Muskelgruppe 1 – 2 Sätze zum Anfang gemacht werden, da ein Anfänger ziemlich schnell Muskelkater bekommt. Deswegen sollte man sich als Anfänger langsam herantasten und Woche für Woche langsam die Satz-Anzahl erhöhen. Nach einer gewissen Zeit und mit etwas Trainingspraxis, kann man dann irgendwann zum Splitt-Training übergehen.

Was genau bringt ein Split-Training?

Du weißt jetzt, welche Trainings-Varianten es gibt und wann diese ungefähr eingesetzt werden können. Allerdings ist es so, dass du auch als Fortgeschrittener ein Ganzkörper-Training einsetzen kannst, um eine Variation in dein Training zu bringen. Das nur mal so nebenbei angemerkt. Jetzt aber zum Splitt-Training. Das Splitt-Training wird eingesetzt, wenn man den Muskeln intensiv bearbeiten möchte.

Mit einem Split-Training trainiert man meistens ein oder zwei Muskelgruppen an einem Tag. Dabei werden für diese Muskelgruppen mehrere Sätze durchgeführt. Das heißt, dass man zum Beispiel heute die Brust und den Bizeps trainiert und morgen dann die Beine und den Bauch. (In den Folgetagen wird natürlich auch noch der Rest des Körpers trainiert…) Der Vorteil liegt zum einen darin, dass man viele Sätze für eine Muskelgruppe ausführen kann und somit einen sehr intensiven Reiz auf den Muskel ausübt. Dadurch wird der Muskel stark zum Wachsen angeregt. Zum anderen hat der Muskel daraus resultierend genügend Zeit, sich zu regenerieren und damit aufzubauen, da man in den Folgetagen erst wieder andere Muskelgruppen trainiert.

Das Training muss nämlich so gesplittet werden, dass die Muskelgruppen sich in der Regeneration nicht in die Quere kommen. Das muss man unbedingt beachten. Dazu bedarf es natürlich der Kenntnis darüber, an welchen Körperbereichen welche Muskelgruppen liegen (Ansatz und Ursprung des jeweiligen Muskels) und bei welchen Bewegungen diese überhaupt aktiviert werden. Hierbei ist es auch wichtig alle Synergisten zu beachten – also Muskeln, welche mitarbeiten bei einer Bewegung. Zusätzlich sollten auch stabilisierende Muskelgruppen beachtet werden. Damit sind Muskelgruppen gemeint, die bei den Übungen bei der Bewegung stabilisierend mitwirken. Als Beispiel für die Synergisten kann hier das Bankdrücken genannt werden. Dabei wird ja nicht nur die Brust-Muskulatur (Agonist) beansprucht, sondern auch der Trizeps (Synergist), die Schulter-Muskulatur (Synergist) und weitere noch kleinere Muskelgruppen. Stabilisierend wirkt beim Bankdrücken zum Beispiel der Kapuzenmuskel (Nackenmuskel). Der Körper ist generell so aufgebaut, dass bei allen Bewegungen immer sehr viele Muskelgruppen auf einmal mit beansprucht werden. Deswegen sollte man genau darauf achten, welche Übungen man in seinen Trainingsplan einbaut und wie man diese verteilt und splittet.

Der perfekte Trainingsplan ist somit ein Plan, welcher einen intensiven Trainings-Reiz setzt und dabei die perfekte Regenerations-Zeit berücksichtigt.

Die Regeneration ist eines der wichtigsten Dinge beim Training. Diese muss deswegen unbedingt mit dem gesamten Training abgestimmt werden.

Hier nochmal kurz zusammenfassend

Das Splitten dient dazu, einen starken Wachstums-Reiz beim Muskelaufbau zu setzen und dem Muskel genügend Zeit für den Aufbau zu geben. Deswegen wird beim Krafttraining und Bodybuilding ein Training gesplittet.

Beim Splitten sollten folgende 3 Muskel-Bereiche beachtet werden:

- Agonisten (die primären Muskeln, die trainiert werden sollen)
- Synergisten (die sekundären Muskeln, die automatisch mittrainiert werden)
- Stabilisierende Muskeln (Muskeln, die den Bewegungsablauf stabilisieren)

Häufige Fehler bei der Splittung der Trainingstage

Wenn ich heute meine Brustmuskulatur trainiere, darf ich nicht am Folgetag die Schultern oder den Trizeps trainieren! Das liegt daran, dass beim Brusttraining diese Muskeln ja auch beansprucht wurden. Genauso ist es mit dem Rückentraining. Wenn ich heute ein Rückentraining absolviere, dann darf ich am Folgetage kein Bizeps-, Schulter oder Brust-Training durchführen. Ja, auch die Brust wird beim Rücken-Training mit belastet. Das wissen viele nicht. Immer, wenn sich der Arm dem Körper in irgendeiner Form annähert, wird auch die Brustmuskulatur aktiviert. Wenn man den Rücken trainiert, also zum Beispiel das Latziehen durchführt, nähert sich der Oberarm dem Körper an. Das heißt, hier entsteht auch eine Kontraktion in der Brustmuskulatur. Die beiden großen Muskelgruppen, also die Brust und der Rücken, sollten am besten 2 oder 3 Tage auseinander liegen. So kommen sich diese auf jeden Fall nicht mehr in die Quere. Das ist sehr wichtig. So hast du auch den Effekt, dass du die Brust dann schon zweimal die Woche trainierst. Denn diese wird ja dann primär beim Brusttraining trainiert und als Synergist (mitarbeitender Muskel) beim Rückentraining. Somit setzt du im Prinzip zweimal die Woche einen Wachstums-Reiz für die Brustmuskulatur.

Solche Sachen sind sehr wichtig!

Man muss sich deswegen sehr gut mit der Muskulatur auskennen und wissen, bei welchen Bewegungen diese aktiviert wird. Sonst ist es unmöglich, einen vernünftigen Split-Plan zu erstellen. Man kombiniert sonst die falschen Übungen und berücksichtigt nicht die Regenerationszeiten. Aber keine Sorge, die Trainingspläne sind genau auf solche, wie die eben beschriebenen Aspekte, abgestimmt. Alle Muskelgruppen werden perfekt trainiert und alle Regenerationsphasen werden dabei berücksichtigt. Du kannst also sofort loslegen und deinen Körper perfekt trainieren.

Aber hier nochmal weiter zum Split-Training und den Fehlern dabei.

Bei der Splittung ist also maßgebend, dass man logisch herangeht und nicht einfach irgendwie die Übungen und Muskelgruppen verteilt. Man muss sich unbedingt mit den Muskelgruppen und Übungen auskennen.

Die Splittung soll sich nicht gut anhören, sondern gut funktionieren.

Hier mal ein schönes Beispiel für etwas was sich einfach nur gut anhört, aber eigentlich nicht wirklich Sinn ergibt:

- Ein Push-
- und ein Pull-Day

Bestimmt hast du davon schon mal gehört? Es geht darum, einen Push-Day und einen Pull-Day einzuführen. Damit ist gemeint, dass man an einem Tag nur Zugbewegungen macht und an dem anderen Trainingstag dann die Drückbewegungen. Das hört sich vielleicht irgendwie toll an, ist es aber gar nicht. Wenn man solch eine Trainingsaufteilung auseinanderpflückt, merkt man schnell, dass diese kaum Sinn ergibt. Deswegen hier noch einmal mein Appell: Bitte mit Logik vorgehen! Nicht einfach irgendwas machen, was sich nur gut anhört, aber in Wirklichkeit Blödsinn ist!

Warum ist das jetzt nicht ganz so optimal, fragst du dich?

Ganz einfach, weil zum einen die kleinen Muskelgruppen zu intensiv trainiert werden und die großen Muskelgruppen zu selten. Normalerweise ist es so, dass man große Muskelgruppen mit ca. 6 – 12 Sätzen trainiert und die kleinen Muskelgruppen mit ca. 3 – 9 Sätzen. Die großen Muskelgruppen sind zum Beispiel Burst, Rücken, Schultern, die Beine und der Bauch. Zu den kleinen Muskelgruppen zählen zum Beispiel die Nackenmuskulatur, Bizeps, Trizeps, Waden und die Unterarme.

Wenn ich heute einen „Pull-Day" machen würde, hieße das, dass ich zum Beispiel den Rücken und den Bizeps zusammen trainieren würde. Das bedeutet also, dass ich zuerst 9 Sätze für den Rücken machen würde und danach noch den Bizeps trainieren müsste. Allerdings ist es so, dass beim Rückentraining der Bizeps ja auch schon sehr stark beansprucht wird (manche argumentieren hier, dass der Bizeps danach gut aufgewärmt ist, was totaler Quatsch ist. 9 Sätze hartes Rückentraining hat NICHTS mit Aufwärmen zu tun!). Somit hat man im Prinzip den Bizeps nach dem Rückentraining schon mit 9 Sätzen belastet. Jetzt soll man aber nach der Pull-Day-Logik den Bizeps noch zusätzlich mit mehreren Sätzen quälen. Man sieht eigentlich schon sofort, dass dies keinen Sinn ergibt. Somit würde man die große Muskelgruppe, also den Rückenbereich, mit 9 Sätzen trainieren und den kleinen Muskelbereich, also den Bizeps, mit mehr als 9 Sätzen.

Der kleine Bereich wird also viel stärker belastet als der große und somit völlig überlastet. Zudem ist es so, dass man direkt nach dem Rücken-Training nicht mehr wirklich viel Kraft hat, um den Bizeps zu trainieren, da dieser ja schon sehr stark belastet wurde. Folglich wird man beim Bizeps-Training keine vernünftige Leistung erbringen können. Ein weiterer Punkt ist, dass man in diesem Fall den Bizeps dann wirklich nur einmal in der Woche belastet, was eigentlich zu wenig ist. Es ist nämlich Sinn und Zweck des Trainings, die synergetischen Muskelgruppen so zu nutzen, dass der Wachstums-Reiz zweimal in der Woche gesetzt wird. Diesen eigentlich gewollten Effekt macht man sich aber hier zunichte.

Normalerweise sollte man den Rücken mit dem Trizeps trainieren und dann 2 oder 3 Tage später die Brust mit dem Bizeps. So trainiert man alle 4 Muskelgruppen zweimal die Woche und das ist auch gut so und gewollt, denn so wird ein besserer Wachstums-Reiz gesetzt und der kleine Muskel nicht an einem Tag völlig überlastet. Genauso sieht es mit dem „Push-Day" aus. Hier soll man nach dieser Logik die Brust und den Trizeps trainieren. Dabei entstehen genau die gleichen negativen Punkte wie beim „Pull-Day".

Ich denke, dass ich damit logisch und sachlich begründen konnte, weshalb so was einfach keinen Sinn ergibt und deshalb so auch nicht ins Training implementiert werden sollte. Man kann beim Split-Training natürlich unzählige Dinge falsch angehen. Es wäre jetzt unmöglich, alle möglichen Fehler aufzuzählen. Dazu müsste man alle Muskelgruppen und ihre Funktionen beschreiben, damit man weiß, wann diese sich beim Training gegenseitig in der Regeneration stören könnten. Dennoch möchte ich aber gleich auf den folgenden Seiten ein paar Muskel anatomisch aufschlüsseln und genau beschreiben, was dabei relevant fürs Training ist. Im Allgemeinen ist es wichtig mit Verstand an die Splittung heranzugehen und sich gegebenenfalls zu erkundigen, welche Muskeln bei welchen Übungen mitarbeiten. Dabei sollte man natürlich auch solche

Grundsätze beachten, wie zum Beispiel, dass eine kleinere Muskelgruppe nicht mit mehr Sätzen trainiert werden sollte als eine große Muskelgruppe. Außerdem sollte man die Muskelgruppen auch so kombinieren, dass diese ruhig 2-mal die Woche beansprucht werden – einmal als primärer Muskel (Agonist) und einmal als sekundärer (Synergist), also als mitarbeitender Muskel.

Das sind erst einmal ein paar typische Fehler gewesen.

Hier nachfolgend noch eine Aufteilung der Muskelgruppen, welche im Normalfall als optimal anzusehen ist. Selbstverständlich sind auch andere Kombinationen möglich, allerdings muss dies immer in der Gesamtheit abgestimmt und auch mit den entsprechenden Übungen in Verbindung gesetzt werden.

Als Beispiel ein 2-er Split:

- Montag: Brust, Schultern (nur eine Übung), Bizeps und Bauch
- Donnerstag: Beine, Rücken, Schultern (nur eine Übung), Trizeps

Als Beispiel ein 3er Split:

- Montag: Brust, Bizeps und Bauch
- Mittwoch: Schultern/Nacken, Beine
- Freitag: Rücken, Trizeps, Bauch

Als Beispiel ein 4er Split:

- Montag: Brust, Bizeps
- Dienstag Beine, Bauch
- Donnerstag: Rücken, Trizeps
- Samstag: Schulter/Nacken, Bauch

Dies sind jetzt einmal drei Beispiele mit einer wirklich guten Aufteilung der Muskelgruppen. Pro Muskelgruppe können dann ca. 2 - 4 Übungen gemacht werden. Für jede Übung werden dann ca. 3 Sätze ausgeführt. Die Wiederholungen sollten im Bereich von ca. 6-12 liegen. Beim Kraft-Ausdauer-Training sollten die Wiederholungen natürlich bei ca. 20 Wiederholungen angesetzt werden.

Je nach Trainingserfahrung können mehr oder weniger Sätze pro Muskelgruppe ausgeführt werden.

Überblick der wichtigsten Punkte, wie man sein Training richtig splittet:

- Im Trainingsplan sollten zuerst Hauptübungen bzw. synergetische Übungen (für große Muskelgruppen) und dann Isolationsübungen (für kleine oder einzelne Muskelgruppen) eingetragen werden, da die großen Muskelgruppen viel mehr Energie verbrauchen.

- Brust mit Trizeps und Rücken mit dem Bizeps ist keine optimale Kombination! (Wer nach dem Brusttraining noch Kraft hat, den Trizeps zu trainieren, der hat auch nicht vernünftig trainiert! (Dann hast du dich nicht angestrengt, wenn du danach noch den Trizeps trainieren kannst!) Genau das Gleiche gilt, wenn du noch Kraft hast nach dem Rückentraining, den Bizeps zu trainieren... Das ist auf jeden Fall keine optimale Kombination!

- Das Brust- und Rücken-Training sollte an zwei verschiedenen Tagen erfolgen und dabei möglichst weit auseinander liegen, da sich die Muskelgruppen in einigen Bereichen überschneiden und in der Regeneration behindern würden. (Zum Beispiel am Montag die Brust + weitere Muskelgruppen und am Donnerstag den Rücken + weitere Muskelgruppen)

- Große Muskelgruppen brauchen im Durchschnitt mehr Trainingssätze als kleine Muskelgruppen. (Zumindest eine gleiche Satzanzahl, aber nicht weniger)

- Die Kombination der Übungen sollte so aufgestellt werden, dass alle Muskeln zweimal in der Woche (nach Möglichkeit) trainiert werden. Also einmal als Agonist und einmal als Synergist. Bei einer durchschnittlichen Regenrations-Zeit des Muskels von ca. 24 – 72 Stunden (natürlich je nachdem, wie stark man den Muskel belastet hat – hängt also von dir ab) wird dies mit einer Belastung von zweimal die Woche passen.

- Mehr als 30 Trainings-Sätze sollte man an einem Trainingstag nicht machen! 30 Trainings-Sätze wären schon relativ viel. Bei Leuten mit entsprechender Trainingserfahrung ist das noch im Rahmen, für die meisten Leute sollten es jedoch weniger Trainingssätze sein.

Anatomie, Muskelgruppen, Funktionen und die richtige Auswahl der Übungen

Hier nachfolgend mal ein paar interessante anatomische Aspekte, die im Training und bei der Splittung beachtet werden sollten. Es handelt sich hier nicht um ein Anatomie-Buch, deswegen möchte ich hier nur auf die wichtigsten anatomischen Bereiche eingehen.

Hierbei möchte ich auch ein paar der häufigsten Fehler in Bezug auf das anatomische Verständnis erklären.

Brust-Anatomie

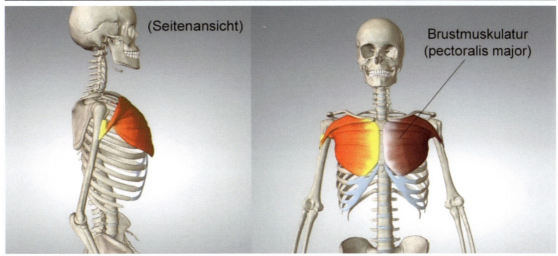

Muskel-Gruppe	Haupt-Funktionen
großer Brustmuskel (pectoralis Major)	<ul><li>Adduktion (Oberarm zum Körper heranziehen)</li><li>Anteversion (Oberarm vom Körper nach vorne führen)</li><li>Innenrotation des Oberarms</li></ul>

Informations- Beschreibung

Wer eine große Brustmuskulatur haben will, der muss natürlich den Brustmuskel trainieren. Dabei muss man auch genau wissen, welche Funktionen der Brustmuskel hat. Wie in der Tabelle zu sehen ist, hat der Brustmuskel 3 Funktionen. Die erste Funktion, die Adduktion (Oberarme zum Köper heranziehen), wird bei allen gängigen Brustübungen aktiviert. Allerdings ist es hier wichtig zu wissen, dass man beim Rückentraining auch den Oberarm zum Körper heranführt. Wenn du jetzt die Übung „Latziehen" ausführst, dann nährt sich dein Oberarm deinem Körper an und deswegen wird auch hier die Brust mit aktiviert. Das heißt also, dass du deinen Brustmuskel auch bei fast allen Rückenübungen trainierst. Genau solche Dinge ist es wichtig zu wissen, um eine optimale Splittung vorzunehmen. Des Weiteren gibt es noch die Innenrotationen. Wenn man sein Brust-Training noch verbessern will, dann könnte man auch diese Funktion in sein Training einbauen. Beispielsweise wäre es möglich bei der „fliegenden Bewegung mit Kurzhanteln" die Hände beim Zusammenführen der Arme noch nach innen zu drehen. Somit würde man die beiden ersten Funktionen der Brust verbinden und den Effekt noch verstärken. Dann gibt es noch die Funktion der Anteversion (Oberarm vom Körper nach vorne führen). Diese Funktion wird beim Frontheben aktiviert, aber auch beim Schulterdrücken oder sogar beim Seitheben. Der Brustmuskel wird bei vielen Übungen aktiviert und somit muss das bei der Splittung bedacht werden. Ein weiterer wichtiger Aspekt ist aber auch der Ansatz des Brustmuskels, welcher sich am Humerus (Oberarm-Knochen) befindet. Wenn man nämlich die Brust zu stark trainiert, dann wird der Oberarm-Knochen durch den Brustmuskel nach vorne gezogen, was dann zur Folge hat, dass man die typischen nach vorne hängenden Schultern bekommt. Lösung: Mehr Rücken trainieren, da hier der Brustmuskel auch trainiert wird (Adduktion) und damit sich die Schultern nach hinten ziehen, weil der Rückenmuskel auch seinen Ansatz am Oberarmknochen hat.

Rücken-Anatomie

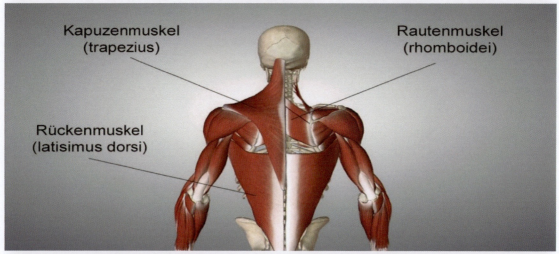

Muskel-Gruppe	Haupt-Funktionen
breiter Rückenmuskel (latisimus dorsi)	<ul><li>Adduktion (Oberarm zum Körper heranziehen)</li><li>Innenrotation des Oberarms</li><li>Retroversion (Oberarm nach hinten führen)</li></ul>
Kapuzenmuskel (trapezius)	<ul><li>Schulter heben und senken</li><li>Drehbewegung des Schulterblattes</li><li>Ziehen der Schulterblätter nach hinten</li></ul>
Rautenmuskel (rhomboidei)	<ul><li>Ziehen der Schulterblätter nach hinten</li><li>Drehbewegung der Schulterblattes</li></ul>

Informations-Beschreibung

Die Rückenmuskulatur hat die Funktion den Oberarm nach hinten und zum Körper heranzuführen. Also wird diese Muskelgruppe bei jeglichen Zugbewegungen aktiviert. Allerdings gibt es noch den Kapuzenmuskel und den Rautenmuskel, die auch einen wesentlichen Anteil des Rückens ausmachen. Der Rautenmuskel befindet sich direkt unter dem Kapuzenmuskel, deswegen habe ich auf der rechten Körper-Hälfte den Kapuzenmuskel ausgeblendet, damit dieser zu sehen ist. Die Funktionen dieser beiden Muskel-Gruppen können aus der obigen Tabelle abgelesen werden. Wie man aber auch anhand der Funktionen sieht, werden beide Muskelgruppen bei normalen Zugbewegungen aktiviert. Das ist der Punkt, welchen ich im **Kapitel 1.5** angesprochen habe („Fehler Nr. 4 - Die falschen Trainings-Ansätze und -Methode!"). Man sieht hier, dass diese Muskeln sehr gut mit einer synergetischen Übung trainiert werden können und somit müssen diese beiden Muskel-Gruppen nicht großartig zusätzlich beansprucht werden. Allerdings ist auch zu sagen, dass bei einer Zugbewegung hauptsächlich nur der untere Teil des Kapuzenmuskels aktiviert wird, da dieser die Schulterblätter nach hinten zieht. Somit kann der Kapuzenmuskel noch im oberen Bereich zusätzlich trainiert werden und zwar mit Übungen wie dem normalen Nackenziehen mit Kurz- oder Langhanteln. Ansonsten muss man sich hier keine Sorgen machen, dass dieser Muskel zu wenig beansprucht wird. Als Ergänzung hier noch, vielleicht hast du auch schon mal irgendwo gehört, dass du Rückenübungen für die

„Tiefe" im Rücken machen sollst? Auch das ist völliger Humbug, wie man hier sieht, denn beim Rückentraining werden sowieso immer diese drei Muskeln beansprucht und somit existiert so etwas gar nicht, wie ein Training für die „Tiefe" im Rücken!

Schulter-Anatomie

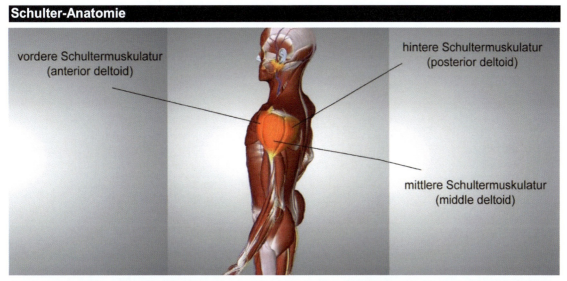

Muskel-Gruppe	Haupt-Funktionen
hintere Schultermuskulatur (posterior deltoid)	• Retroversion (Oberarm nach hinten führen)
mittlere Schultermuskulatur (middle deltoid)	• Abduktion (Oberarm zur Seite führen)
vordere Schultermuskulatur (anterior deltoid)	• Anteversion (Oberarm nach vorne führen)

Informations-Beschreibung

Hier kann man wieder die Funktionen der einzelnen Muskel-Bereiche ablesen. Wie man hier sieht, wird der hintere Anteil der Schultermuskulatur bei der Retroversion (Oberarm nach hinten führen) beansprucht. Das heißt also, dass dieser Teil der Schultermuskulatur bei allen Rückenübungen aktiviert wird. Das heißt außerdem, dass man theoretisch den hinteren Anteil der Schultermuskulatur nicht mehr zusätzlich trainieren müsste, wenn man ein ausgeglichenes Training absolviert. Allerdings weiß ich aus der Praxis als Fitnesstrainer, dass bei vielen trotzdem dieser Bereich relativ schlecht entwickelt ist, auch wenn man ein ausgeglichenes Training absolviert. (Natürlich nicht bei allen, deswegen musst du selbst schauen, ob du die hintere Schulter noch zusätzlich trainierst. Wenn deine Schultern nach vorne hängen und der hintere Bereich bei dir nur mäßig entwickelt ist, dann solltest du diesen Bereich auch zusätzlich trainieren. (Entsprechende Übungen befinden sich in den Trainingsplänen, ich hab also an alles gedacht...) Die Wichtigkeit der hinteren Schultermuskulatur habe ich auch schon im **Kapitel 2.7** beschrieben und zwar unter dem Punkt „Ausnahme – hintere Schulter-Muskulatur". Man sieht hier auf der Abbildung, dass der hintere Bereich der Schulter auch aus ästhetischen Gründen wichtig ist, weil bei einer schlecht entwickelten hinteren Schulter die Schulter-Muskulatur im hinteren Bereich andernfalls stark abfallen würde. Man möchte ja eigentlich eine Runde Schulter haben, daher ist auch aus diesen Gründen ein entsprechendes Training wichtig.

Rotatoren-Anatomie

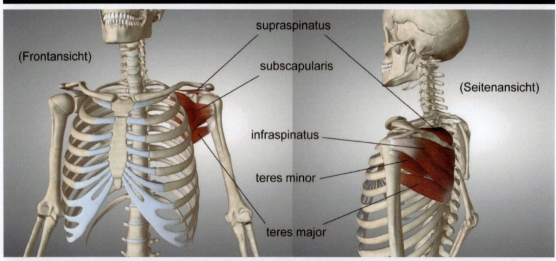

Muskel-Gruppe	Haupt-Funktionen
Rotatoren-Manschette – Obergrätenmuskel (supraspinatus)	▪ Abduktion (Oberarm zur Seite führen)
Rotatoren-Manschette – Unterschulterblattmuskel (subscapularis)	▪ Innenrotation des Oberarms
Rotatoren-Manschette – Untergrätenmuskel (infraspinatus)	▪ Außenrotation des Oberarms
Rotatoren-Manschette – kleiner Rundmuskel (teres minor)	▪ Außenrotation des Oberarms
großer Rundmuskel (teres major)	▪ Innenrotation des Oberarms

Informations-Beschreibung

Der große Rundmuskel (teres major) ist nicht wie die anderen Muskeln an der Schultergelenkskapsel befestigt und deswegen gehört dieser nicht mehr zur Rotatoren-Manschette. Jedoch hat er die gleiche Funktion, wie der Unterschulter-blattmuskel (subscapularis), welcher zu den Muskelgruppen der Rotatoren-Manschette gehört und deshalb habe ich diesen Muskel hier auch mit aufs Bild genommen. Die anderen Funktionen und einzelnen Muskelgruppen der Rotatoren-Manschette können wieder aus der Tabelle und dem Bild abgelesen werden. Wichtig ist hier anzumerken, dass sich viele Leute darum Gedanken machen, wie sie zusätzlich die Rotatoren-Manschette noch trainieren können. Dies ist allerdings nicht nötig, wenn man ein vollwertiges Training mit verschiedenen synergetischen Übungen absolviert, denn dadurch werden alle Teile der Rotatoren-Manschette schon mittrainiert. **(Kapitel**

1.5 und Kapitel 2.7) Bei vielen Übungen (mit freien Gewichten) wird die Rotatoren-Manschette stabilisierend aktiviert und wird somit durch eine isometrische Belastung (Gewicht in einer Position halten oder eben stabilisieren) trainiert. Aber es werden auch genug Übungen gemacht, wobei die Rotatoren-Manschette konzentrisch (Gewicht überwinden) trainiert wird, wie zum Beispiel beim Seitheben, dem Schulterdrücken, dem Cable cross nach vorne oder auch Cable cross reverse usw. Eine sehr gute synergetische Übung für die Schultern und unter anderem auch für die Rotatoren-Manschette ist das aufrechte Rudern. Leider wird diese Übung von selbsternannten Fitness-Experten oft als schlecht dargestellt, weil angeblich hierbei eine ungünstige Belastung für die Gelenke entsteht. Dies ist jedoch nicht richtig. Das aufrechte Rudern ist sehr effektiv, da es zum einen eine synergetische Übung ist und sehr viel Muskelgruppen gleichzeitig trainiert und zum anderen sehr gut die Schulter stabilisiert. Es gibt keinen Punkt bei dieser Übung, bei welchem irgendwie eine stark ungünstige Position für das Schultergelenk entsteht. Die Bewegung des Oberarms gleicht zum großen Teil der Bewegung beim Seitheben und hier stellt keiner die Frage, ob dies schlecht für die Schultern ist. Zusätzlich wird bei der Übungsaus-führung auch eine Außen-Rotation im oberen Bereich ausgeführt.

Mach mal dazu bitte einen Selbst-Test. Stell dich mal bitte kurz hin und führe jetzt im Stand das aufrechte Rudern durch, also einfach ohne Gewichte und nur mit deinen Armen die Bewegung ausführen…

Wenn du mit deinen Händen ungefähr auf der Höhe deines Hals-Bereiches bist, dann rotiert dein Oberarm etwas nach Außen und somit wird hier der Untergrätenmuskel (infraspinatus) beansprucht. Aber da du beim aufrechten Rudern auch eine Abduktion (Oberarm zur Seite führen) hast, wird auch der Obergrätenmuskel (supraspinatus) trainiert. Das heißt also, dass du hierbei schon wesentliche Teile der Rotatoren-Manschette beanspruchst und somit sehr viel zur Stabilisierung deine Schulter beiträgst mit dieser Übung.

Die einzige etwas ungünstige Position beim aufrechten Rudern entsteht im Hand-gelenk, wenn man die Stange zu hoch zieht. Umso höher die Stange gezogen wird, umso stärker die Druckbelastung im Handgelenk. Allerdings muss man hier auch sagen, dass man in dieser etwas ungünstigen Position, wie hier in diesem Fall, zieht und nicht drückt und somit ist das nicht wirklich sehr belastend für die Handgelenke. Beim Drücken in dieser Handgelenks-Position würde man sich die Handgelenke kaputt machen. Aber um komplett sicher zu gehen, kann man das aufrechte Rudern mit einer SZ-Stange ausführen und somit kann diese etwas ungünstige Position zum größten Teil verhindert werden. Hierzu muss man die Stange dann schräg anfassen. Somit gebe es dann keinen ungünstigen Druck-Punkt bei dieser Übung und auch keinen Grund, diese nicht auszuführen. Selbstverständlich ist es aber auch so, dass einzelne Übungen bei einigen Personen problematisch sein können. Falls du merken solltest, dass dir diese Übung Probleme bereitet, dann solltest du diese Übung auch nicht ausführen. Dies gilt natürlich für alle anderen Übungen auch. Dann solltest du dir eine Alternative suchen. Um aber nochmal auf die Rotatoren-Manschette zurück-zukommen, diese muss nicht, wie schon gesagt, zusätzlich trainiert werden, wenn man ein vollwertiges Training mit vielen freien Gewichen absolviert. Sobald der Oberarm sich irgendwie bewegt, wird die Rotatoren-Manschette aktiviert. Sei es konzentrisch (Gewicht überwinden), isometrische (Gewicht in einer Position halten oder stabilisieren) oder auch exzentrisch (Gewicht ablassen). Deswegen auch hier wieder nicht auf alles hören, was irgendjemand erzählt, der keinerlei Ausbildung oder Berufspraxis in diesem Bereich besitzt. Hier kommt wieder der Punkt zur Geltung, dass man den Körper als Ganzes sehen muss und nicht nur einzelne Körperbereiche betrachtet werden dürfen.

Arm-Anatomie

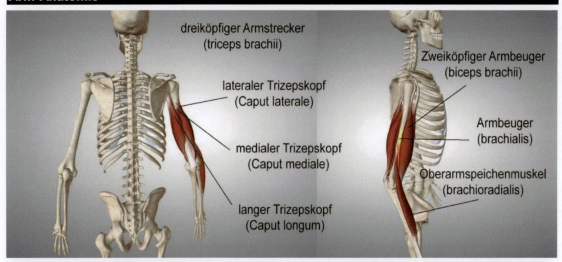

Muskel-Gruppe	Haupt-Funktionen
Zweiköpfiger Armbeuger (biceps brachii)	▪ Beugung im Ellenbogengelenk (Unterarm zum Oberarm heranführen) ▪ Supination im Ellenbogengelenk (Handflächen werden nach Außen gedreht)
Armbeuger (brachialis)	▪ Beugung im Ellenbogengelenk (Unterarm zum Oberarm heranführen)
Oberarmspeichenmuskel (brachioradialis)	▪ Beugung im Ellenbogengelenk (Unterarm zum Oberarm heranführen) ▪ Pronation im Ellenbogengelenk (Handflächen werden nach innen gedreht) ▪ Supination im Ellenbogengelenk (Handflächen werden nach Außen gedreht)
medialer Trizepskopf (Caput mediale)	▪ Extension bzw. Streckung im Ellenbogengelenk (Unterarm vom Oberarm wegführen)
lateraler Trizepskopf (Caput laterale)	▪ Extension bzw. Streckung im Ellenbogengelenk (Unterarm vom Oberarm wegführen)
langer Trizepskopf (Caput longum)	▪ Extension bzw. Streckung im Ellenbogengelenk (Unterarm vom Oberarm wegführen) ▪ Retroversion (Oberarm nach hinten führen)

Informations-Beschreibung

Auch hier können wieder alle Funktionen abgelesen werden   . Eine wichtige Sache ist jedoch die Supination (Handflächen werden nach Außen gedreht) des Bizeps-Muskels. Das heißt, dass man zum Beispiel bei den Bizeps-Curls im Stand den Unterarm nach Außen drehen sollte, um den Trainings-Effekt zu verstärken, da man hier wieder zwei Funktionen von einem Muskel kombiniert. Ansonsten sieht man hier auch, dass der brachialis (sitzt genau zwischen Bizeps und Trizeps) immer zusammen mit dem Bizeps trainiert wird und somit auch nicht durch spezielle Übungen irgendwie intensiver oder isoliert beansprucht werden kann. Dies habe ich nämlich auch mal von einem sehr erfolgreichen Fitness-YouTuber gehört, was natürlich deswegen auch völliger Quatsch ist. Und eine letzte Info bezüglich des Trizeps-Muskels. Dieser wird immer dann trainiert, wenn man den Unterarm austreckt, also bei einer Extension. Allerdings gibt es hier noch eine zusätzliche Funktion beim Trizeps und zwar beim langen Trizepskopf. Dieser hat seinen Ursprung, nicht wie die beiden anderen Trizeps-Köpfe, an dem Schulterblatt.

Aus diesem Grund hat der lange Trizeps-Kopf auch die Funktion der Retroversion (Oberarm nach hinten führen) und somit wird dieser Teil des Trizeps-Muskels auch beim Rücken-Training oft aktiviert. Daraus resultiert auch die allgemeine Wichtigkeit von synergetischen Rücken-Übungen, da hierbei wirklich sehr viele Muskelgruppen beansprucht werden. Die meisten synergetischen Rückenübungen beanspruchen also den Trizeps, den Bizeps, die Brustmuskulatur, die Rückenmuskulatur, auch Teile der Schultermuskulatur sowie die Rotatoren-Manschette. Also im Prinzip den ganzen Oberkörper.

Ein paar Informationen zu den Trainingsplänen in diesem Buch

Man sieht hier in diesem Kapitel deutlich, wie wichtig die Anatomie ist, um ein optimales Split-Training zu erstellen. In den Trainingsplänen, welche du im **Kapitel 3** findest, werden alle hier von mir erklärten Punkte berücksichtigt! In den Trainingsplänen sind die Übungen mit Bildern versehen und die trainierten Muskelgruppen sind genau angegeben. Somit kannst du alles, was ich hier in diesem Kapitel erklärt habe, genau abgleichen.

Du musst dir natürlich nicht alles merken und im Prinzip sind die hier erklärten anatomischen Aspekte für dein Training auch nicht unbedingt relevant, da du einfach die Trainingspläne nehmen und danach trainieren kannst, ohne dich mit solchen Einzelheiten zu beschäftigen.

Ich wollte dir nur genau zeigen, was ich alles in den Trainingsplänen beachtet habe und wie so eine Kombination der Übungen zustande kommt.

Ich denke, dass es für Kraftsport-Neulinge ziemlich viele Informationen in diesem Kapitel waren, aber ich möchte ja auch die erfahrenen Leute mit diesem Buch zufriedenstellen und somit denke ich, dass so eine anatomische und funktionale Aufschlüsselung der Muskelbereiche interessant ist, da man so viele neue Erkenntnisse über die jeweiligen Übungen erlangt. (Wer hier aus diesem Kapitel bis jetzt <u>nichts Neues mitnehmen konnte</u>, der kennt sich wirklich extrem gut aus!)

EMG-Messung und die besten Übungen?

Wenn man sein Training richtig splitten möchte, dann sollte man auch möglichst effektive Übungen auswählen und deswegen möchte ich zum Schluss dieses Kapitels noch auf die EMG-Messung eingehen und klären, ob diese sinnvoll ist. Wer sich schon allgemein intensiv mit Bodybuilding und Krafttraining befasst hat, der ist in diesem Zusammenhang bestimmt auch schon mal auf die EMG-Messung gestoßen.

EMG steht für Elektromyografie und bezeichnet eine elektrophysiologische Mess-Methode, bei welcher die elektrische Muskelaktivität gemessen werden soll. Einer trainierenden Person werden also an die entsprechenden Muskeln Mess-Apparate befestigt, welche die Muskelaktivität bei einer bestimmten Übung messen sollen. Man möchte im Prinzip herausfinden, bei welchen Übungen und Bewegungsabläufen die Muskeln die größte Aktivität aufweisen und somit daraus schließen, was die besten Übungen sind.

Grundsätzlich kann in diesem Zusammenhang gesagt werden, dass die Anatomie des Menschen bei allen gleich ist. Somit nutzen wir alle die gleichen Muskeln und diese wachsen bei allen nach dem gleichen Prinzip. Bestimmte Dinge kann man auch pauschalisieren und auf alle Menschen übertragen, sowie im **Kapitel 2.2** beschrieben, dass ein Training mit freien Gewichten anstrengender und deswegen auch effektiver ist als ein Training an Geräten.

Man kann also wirklich zum großen Teil sagen, dass bestimmte Übungen besser sind als andere und generell einige Übungen komplett ausschließen, weil diese einfach schlecht und allgemein ineffektiv sind.

Jedoch kann man anhand einer EMG-Messung trotzdem nicht die besten Übungen ableiten, da hier eben noch ein paar andere Faktoren eine Rolle spielen.

Die zwei wichtigsten Faktoren sind in diesem Zusammenhang das synergetische zusammenarbeiten deiner Muskeln (wie im **Kapitel 2.7** beschrieben) und der zweite Faktor ist die Abwechslung beim Training und somit das Prinzip der Varietät (wie im **Kapitel 2.9** beschrieben).

Der Körper muss immer in der Gesamtheit betrachtet werden. Man kann also nicht daher gehen und sich einzelne Funktionen oder Muskelbereiche herauspicken und sagen, dass nur eine bestimmte Sache wichtig ist oder dass diese oder jene Übung die größte Effektivität aufweist. Denn wie im Kapitel zu den synergetischen Übungen schon beschrieben, arbeiten alle Muskeln zusammen. Die EMG-Messung bezieht sich aber nur auf einen Muskelbereich, wie zum Beispiel beim Bankdrücken nur auf den Brustmuskel. So kann man das aber nicht betrachten. Beim Bankdrücken wirken ja viele andere Muskelgruppen mit und somit erzielt man hier eine Gesamtwirkung mit dieser Übung auf den Körper. Das ist nämlich ein häufiger Fehler, dass nur ein Teil-Bereich betrachtet wird und nicht der gesamte Körper.

Genauso ist es mit dem Prinzip der Varietät. Wenn man nach der EMG-Messung geht, müsste man sich nur auf bestimmte Übungen beschränken, da bei einigen die elektrische Muskel-Aktivität geringer ist als bei anderen. Jedoch würde das zur Folge haben, dass man weniger Variation ins Training bringt. Somit würde man auch hier die Gesamtheit aus dem Blick verlieren und nicht das volle Potenzial nutzen. Eine Variation im Training durch mehrere und verschiedene Faktoren und Übungen ist absolut notwendig, um maximale Fortschritte zu erzielen. Zusätzlich muss auch gesagt werden, dass jeder eine etwas andere Haltung beim Training einnimmt und ggf. immer etwas mit anderen Muskelgruppen nachdrückt und deswegen auch hier nicht pauschal gesagt werden kann, dass jeder bei einer bestimmten Übung die größte Muskel-Aktivität aufweist.

Deswegen ist als Fazit hieraus zu entnehmen, dass eine EMG-Messung eine <u>allgemeine Tendenz</u> vorgeben kann, wenn es um eine bestimmte Muskelgruppe geht, aber daraus definitiv <u>nicht abgeleitet werden</u> kann, welche die beste und deswegen einzig und allein zu praktizierende Übung ist.

2.15 Muskelaufbau und Konditionssport?

Wenn du Muskeln aufbauen möchtest, dann solltest du – laut der Meinung der meisten Leute – am besten keinen Ausdauer-Sport machen. Ich frage mich immer nur, woher die Leute diese Weisheit genommen haben und vor allem, mit welcher Begründung?

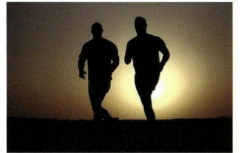

Also ich mache es kurz, doch, du solltest Ausdauer-Sport machen, wenn du Muskeln aufbauen willst!

Du solltest immer Ausdauer-Sport machen!

Durch Ausdauer-Sport hat man im Prinzip nur Vorteile. Natürlich solltest du keinen Marathon laufen, dass würde deinen Muskelaufbau wirklich behindern.

Aber in der richtigen Dosierung ist Ausdauer-Sport sehr förderlich für den Muskelaufbau. Das tut mir jetzt auch leid an dieser Stelle – aber jeder, der jetzt etwas anderes behauptet, der hat wirklich überhaupt keine Ahnung! Durch Ausdauer-Sport hat man immense Vorteile beim Krafttraining!

Und schon mal vorweg, wenn du zur Arbeit 15 Minuten mit dem Fahrrad fährst, dann zählt das nicht als Ausdauer-Sport! Wenn du jeden Tag 20 Minuten zu Fuß zur Schule gehst, dann ist das auch kein Ausdauer-Sport! Und wenn du bei dir in der Arbeitsstelle den halben Tag hin- und herlaufen musst, dann ist das auch kein Ausdauer-Sport!

Das ist stinknormale Bewegung! Sorry, aber ich habe hunderte Leute trainiert und genau das sagen mindestens 50 – 70 % der Leute. Tut mir leid, aber das zählt nicht als Konditions-Sport. Ausdauer-Sport heißt, dass du dich wirklich anstrengst und das mindestens 30 Minuten am Stück!

Aber was bewirkt eigentlich Ausdauer-Sport?

Durch Ausdauer-Sport wird beispielsweise dein Herz stärker. Klasse, oder nicht? Wieso wird das stärker, fragst du dich jetzt? Ganz einfach, beim Ausdauer-Sport muss dein Herz schneller schlagen, um dein Blut durch deinen Körper zu befördern und somit deine Muskeln und alle anderen Körperbereiche mit Blut zu versorgen. Und es ist so, dass dein Herz auch ein Muskel ist und durch die Beanspruchung des Herzens beim Ausdauer-Sport wird dein Herz eben trainiert. Dein Herz wird nicht nur stärker durch Ausdauer-Sport, es wird auch größer. Dein Herz-Volumen steigt also. Das heißt, dass dein Herz auf Dauer gesehen mit jedem Herzschlag mehr Blut durch deinen Körper pumpen kann. Das heißt zusätzlich, dass deine Muskeln und Körperzellen besser mit Nährstoffen und Sauerstoff versorgt werden, da diese in deinem Blut dahin transportiert werden.

So, und nun meine Frage: Warum soll jetzt nochmal Ausdauer-Sport schlecht für den Muskelaufbau sein?

Ich denke, dass man sehr gut sieht, dass dies nicht richtig ist, was von vielen selbsternannten Experten verbreitet wird.

Dein Herz wird also stärker, was selbstverständlich sehr gut für deinen Muskelaufbau ist. Es kann den Belastungen beim Krafttraining besser standhalten und viel einfacher und effektiver deine Muskeln mit Nährstoffen versorgen. Ausdauer-Sport ist super für den Muskelaufbau. Mit Ausdauer-Sport kannst du dein Muskelwachstum beschleunigen und die Regenerations-Phasen verkürzen.

Welche positiven Eigenschaften hat Ausdauer-Sport noch?

Wenn du Konditions-Sport machst, dann trainierst du außerdem deine Lunge. Deine Lunge wird kräftiger und das Volumen deiner Lunge nimmt zu. Das heißt, dass du mit der Zeit mehr Luft auf einmal einatmen kannst. Zusätzlich steigt nach einer gewissen Zeit dein Blutvolumen. Das muss auch ziemlich schlecht für den Muskelaufbau sein, nicht wahr? Nein, das ist es natürlich nicht! Das ist jetzt natürlich ironisch gemeint. Das sind alles riesen Vorteile in Bezug auf den Muskelaufbau! Vor allem auch, was das Thema Blutvolumen angeht. Dein Körper produziert nach einer gewissen Zeit mehr Blut bzw. mehr Blutkörperchen. Das heißt, dass du mit der Zeit mehr Blut in deinem Körper hast und so auch die komplette Durchblutung verbessert wird. Ein durchschnittlicher Mensch hat ca. 5 - 7 Liter Blut im Körper. Das hängt natürlich auch vom Geschlecht und von der Körpergröße ab. Aber das kommt in etwa hin. Jedenfalls kannst du dein Blutvolumen um bis zu _einem_ Liter steigern. Die Vorteile einer verbesserten Durchblutung sind eine verbesserte Regeneration der Muskeln, sich fitter fühlen – sowohl geistig als auch körperlich – eine Kraftsteigerung, verbesserte Nährstoff-Verarbeitung und vieles mehr. Im Prinzip hast du dadurch sehr weitreichende positive Effekte auf den ganzen Körper. Wie du siehst, hast du nur Vorteile beim Muskelaufbau, wenn du Ausdauer-Sport machst.

Ein weiterer sehr wichtiger Punkt ist die Erhöhung der Glykogen-Speicher im Muskel. Glykogen wird von deinem Körper aus Kohlenhydraten hergestellt und diese werden zum Teil im Muskel (2/3) und zum Teil in der Leber (1/3) gespeichert. Die Glykogen-Speicher werden als Energie-Lieferanten von deinem Körper genutzt bzw. zur Energiegewinnung verwendet. Ein normaler Mensch kann ca. 450g Glykogen speichern, also 150g in der Leber und 300g in den Muskeln. Wenn man jetzt Ausdauer-Sport macht, dann erhöhen sich die Speicher-Kapazitäten im Muskel. Durch regelmäßiges Konditions-Training können die Speicher im Muskel ca. auf bis zu 50% gesteigert werden. Das heißt, dass dein Muskel bei regelmäßigem Ausdauer-Training ca. bis zu 675g Glykogen speichern kann. Die Bedeutung für den Muskelaufbau ist eigentlich fast klar. Zum einen werden deine Muskeln praller, denn eine vermehrte Speicherung des Glykogens macht sich auch optisch bemerkbar. Zum anderen hast du dann größere Energiereserven, was sich in deiner Leistungsfähigkeit positiv bemerkbar macht. Deine Leistung wird also verbessert und du kannst mehr aus deinem Training herausholen. Das sind alles extreme Vorteile für den Muskelaufbau. Allerdings ist auch zu sagen, dass durch den zusätzlichen Konditionssport dein Kalorienverbrauch steigt. Somit musst du deinem Körper noch mehr Nährstoffe zuführen, denn sonst baut sich deine Muskulatur mit der Zeit durch den erhöhten Nährstoffverbrauch ab.

Hier nochmal zusammenfassend, welche Vorteile Ausdauer-Sport hat:

- Stärkung des Herzens
- Stärkung des Immunsystems
- Herzvolumen nimmt zu
- Herz kann schneller, besser und mehr Blut in die entsprechenden Körperbereiche befördern
- bessere und schnellere Sauerstoffversorgung im ganzen Körper
- bessere und schnellere Nährstoffversorgung im ganzen Körper
- Regenerationszeiten des Muskels verkürzen sich
- mehr Ausdauer beim Kraft-Training
- Erhöhung der Glykogen-Speicher im Muskel
- vermehrte Produktion von Serotonin (Glückshormone)
- Senkung des Blutdrucks
- Durchblutung des Gehirns wird verbessert
- Zunahme der Hämoglobin- und Myoglobin-Menge
- Zunahme des Kreatin-Phosphat-Gehalts
- Zunahme und Aktivitätssteigerung zellulärer Katalysatoren
- verbesserte Energieversorgung und Energiebereitstellung in den Muskelzellen.

Man sieht im Überblick die immensen Vorteile von Konditionssport. Kurz und einfach ausgedrückt, dein ganzer Körper wird dadurch deutlich besser funktionieren! Wenn du deine allgemeine Leistungsfähigkeit beim Sport und Krafttraining steigern willst, dann solltest du ca. zweimal die Woche noch zusätzlich Ausdauersport machen. Die Trainingseinheiten sollten an Tagen absolviert werden, an denen du nicht ins Fitnessstudio gehst. Nimm dir für deine Ausdauer-Einheit einen separaten Tag. Hierbei kannst du dann am besten joggen gehen. Andere Ausdauersportarten, wie Fahrradfahren, Seilspringen oder Schwimmen sind natürlich auch gut. Aber ich empfehle hierbei das Joggen am meisten. Beim Joggen – im Vergleich zum Fahrradfahren – hast du den Vorteil, dass du den ganzen Körper bewegst und nicht nur die Beine. Das ist einfach etwas effektiver. Das Seilspringen und Schwimmen ist zu anstrengend, um es für 1 Stunde am Stück durchzuführen. Deswegen empfehle ich das Joggen am meisten. Du sollst natürlich jetzt kein Marathon-Läufer werden.

Dein Ziel ist es, Muskeln aufzubauen und deswegen solltest du lediglich zweimal die Woche eine unkomplizierte und einfache Ausdauersport-Einheit absolvieren. Dadurch nutzt du einfach nur die positiven Effekte aus, wenn du es damit nicht übertreibst. Zweimal die Woche für ca. jeweils 30 – 60 Minuten ist schon genug. Wenn du Anfangs diese Zeiten nicht schaffen solltest, ist das kein Problem. Fange mit kürzeren Zeiten an und steigere dich dann langsam mit der Zeit.

Aber vergesse nicht, dann noch mehr zu essen, da du sonst selbstverständlich abnehmen wirst. Dein Kalorienverbrauch steigt natürlich durch den Ausdauersport an.

Muskelfasertypen beim Konditions-Sport und Krafttraining

In Bezug auf das Training – egal ob Konditionssport oder Krafttraining – ist es auch wichtig zu wissen, dass es verschiedene Muskelfaser-Typen gibt, die trainiert werden können. Diese unterscheiden sich unter anderem in ihrer Kontraktionsgeschwindigkeit. Aus diesem Grund könnte tatsächlich ein übermäßiges Konditions-Training zum Verlust der Muskelmasse führen. Allerdings werde ich hier auch erklären, wie man dies trotz dessen zu seinem Vorteil nutzen kann.

Muskelfaser-Typen und ihre Unterteilung

- Typ I (rote Muskelfasern = slow twitch = langsam zuckende Muskelfasern)
  → Eigenschaften:
  - hoher Myoglobin-Gehalt (färbt die Muskel-Faser rot)
  - hohe Sauerstoffaufnahmefähigkeit, da Myoglobin hoch
  - hohe Wiederstandfähigkeit gegen Ermüdungen
  - hohe Anzahl von Mitochondrien
  - aerobe Energiebereitstellung
  - geringe Krafteigenschaft
  - Kontraktionsgeschwindigkeit 80 ms nach Nerven-Impuls
  - Leistungsvermögen > 30 Minuten
  - Aktivitäten: Konditionssport allgemein
  - Energieversorgung: hoher Anteil durch Fette

- Typ II (weiße Muskelfasern = fast twitch = schnell zuckende Muskelfasern)

  → weitere Unterteilung in:

  - Typ IIa
    → Eigenschaften:
    - mittlerer Myoglobin-Gehalt (färbt die Muskel-Faser leicht rot)
    - mittlere Sauerstoffaufnahmefähigkeit, da Myoglobin mittel
    - mittlere Wiederstandfähigkeit gegen Ermüdungen
    - mittlere Anzahl von Mitochondrien
    - aerobe und anaerobe Energiebereitstellung
    - mittlere Krafteigenschaft
    - Kontraktionsgeschwindigkeit 50 ms nach Nerven-Impuls
    - Leistungsvermögen bis 30 Minuten
    - Aktivitäten: Klettern und Schwimmen etc.
    - Energieversorgung: Fette und Kohlenhydrate

- Typ IIx
  → Eigenschaften:
  - geringer Myoglobin-Gehalt (färbt die Muskel-Faser weiß)
  - geringe Sauerstoffaufnahmefähigkeit, da Myoglobin gering
  - geringe Wiederstandfähigkeit gegen Ermüdungen
  - kleine Anzahl von Mitochondrien
  - anaerobe Energiebereitstellung (mit Sauerstoff)
  - hohe Krafteigenschaft
  - Kontraktionsgeschwindigkeit 30 ms nach Nerven-Impuls
  - Leistungsvermögen < 60 Sekunden
  - Aktivitäten: Kraftsport allgemein und Sprinten
  - Energieversorgung: hoher Anteil durch Kohlenhydrate

In der Sportwissenschaft werden insgesamt 7 Muskelfasertypen (verschiedene Kombinationen von Muskelfasertypen – Typ I, Typ Ic, Typ IIc, Typ IIac, Typ IIa, Typ IIax, Typ IIx) unterschieden, allerdings sind diese hier in diesem Zusammenhang nicht von Bedeutung.

Hier mal noch eine kleine Übersicht zu drei sportlichen Aktivitäten und der entsprechenden Musekelfaser-Beanspruchung:

Aktivität	ST – Fasern (rote)	FT – Fasern (weiße)
Marathon	80%	20%
Sprinten	30%	70%
Gewichtheben	30%	70%

Man sieht in der Übersicht, dass die Muskelfaser-Beanspruchung beim Krafttraining und beim Sprinten gleich ausfällt.

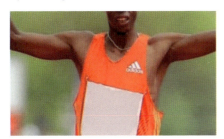

Wenn ich dir jetzt sagen würde, dass du jetzt einen Weltklasse-Marathon-Läufer von der Optik her beschreiben müsstest, wie würde er aussehen?

Schlank, dünn und nur wenige Muskeln, nicht wahr?

Genau, das ist richtig, nämlich so, wie auf diesem Bild hier links ungefähr.

Und wenn du jetzt aber einen Weltklasse-Sprinter von der Optik her beschreiben müsstest, wie würde dieser aussehen?

Etwas stämmiger, breiter und relativ viele Muskeln, nicht wahr?

Auch hier rechts ein entsprechendes Bild dazu.

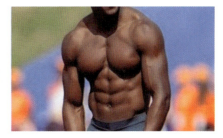

Wie du anhand der Bilder gerade gesehen hast, sind Sprinter sehr muskulös und gehen schon fast als Bodybuilder durch. Dies kannst du dir also ganz einfach zunutze machen, indem du bei deinen regulären Ausdauereinheiten noch ein paar Sprints einbaust.

Ja, du hast richtig gehört, genau so einfach ist das!

Dies kann dann so aussehen, dass du 1 Stunde Joggen gehst und in dieser Zeit noch insgesamt 3 – 5 Sprints von jeweils ca. 100 m machst. Natürlich nur, wenn du schon vorher eine relativ gute Kondition mit normalen Ausdauereinheiten (also ohne Sprints) aufgebaut hast. So kannst du noch mehr aus deinem Krafttraining rausholen, weil du so die Ausdauer trainierst und zusätzlich bei den Sprints die gleichen Muskelfasern wie beim Krafttraining beanspruchst.

In Bezug auf normalen Konditionssport möchte ich an dieser Stelle noch den 5-maligen Strongman-Weltmeister Mariusz Pudzianowski aus Polen (ich komme übrigens auch gebürtig aus Polen) erwähnen. Wer den Herrn Pudzianowski kennt, der weiß, dass er sehr oft seine Strongman-Welt-Meisterschaften mit großen Punktabständen gewonnen hat. Bei einigen oder vielen Disziplinen hat er mehr als die doppelte Leistung von seinen Konkurrenten erbracht.

Die Frage ist, wie er das geschafft hat, seine Konkurrenz so stark hinter sich zu lassen?

Deswegen möchte ich ihn aus einem polnischen Interview zitieren bzw. übersetzen, was er dort sinngemäß sagt.

Hier einmal das Interview, falls du es sehen möchtest (leider nur auf Polnisch):

www.tinyurl.com/mariusz-p

Ansonsten sagt er ganz klar im Interview, dass es nicht nur darum geht, schwere Gewichte zu heben, sondern ein vollwertiges Training im Kraftsport absolviert werden muss. Er sagt, dass Konditionssport, Schwimmen, Seilspringen, Laufen, Dehnen, Aufwärmen, Entspannung, Massagen, eine vollwertige Ernährung und natürlich das Krafttraining selbst den Erfolg beim Training ausmachen. Alles zusammen macht den Erfolg aus und der Körper muss in allen Bereichen austrainiert sein, um die maximale Leistung zu erbringen. Und dem stimme ich natürlich zu 100% zu!

Und natürlich ist das auch einer der Punkte, warum er seine Konkurrenz so weit hinter sich lassen kann bzw. konnte.

Natürlich gehe ich davon aus, dass er auch Anabolika genommen hat (wie eben alle Weltklasse-Kraft-Athleten), aber das macht ja seine Konkurrenz auch. Deswegen ist hier der entscheidende Punkt sein vollwertiges Training, welches auf alle körperlichen Bereiche abzielt. Sein vollwertiges Training ist der ausschlaggebende Grund, warum er solche überdurchschnittlichen Leistungen erbracht hat. (SELBSTVERSTÄNDLICH DISTANZIERE ICH MICH KOMPLETT VON ANABOLIKA ODER ANDEREN VERBOTENTEN SUBSTANZEN UND RATE JEDEM DAVON AB!!!) Ich sage nur, dass alle Weltklasse-Athleten solche Substanzen konsumieren, aber der Pudzianowski mit seinen Leistungen dennoch extrem heraussticht. Der Grund dafür liegt in seinem vollwertigen Training inklusive Konditionssport!

Das nur so als Ergänzung dazu, wie wichtig Konditionssport ist.

2.16 Maximale Fettverbrennung – der Stoffwechsel

Wie funktioniert denn eigentlich die Fettverbrennung?

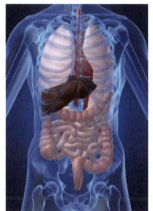

Bevor ich darauf zu sprechen komme, möchte ich zunächst einmal erklären, welche Vorgänge im Körper den Stoffwechsel überhaupt darstellen, da diese ja für die Fettverbrennung verantwortlich sind.

Mit dem Stoffwechsel werden erst mal alle Vorgänge im Körper bezeichnet, welche Körpersubstanzen abbauen, umwandeln oder aufbauen.

Der Stoffwechsel wird weiterhin unterteilt in einen Betriebsstoffwechsel, welcher für die Energielieferung zuständig ist, und einen Baustoffwechsel, welcher für die Erhaltung und den Aufbau von Körpersubstanzen verantwortlich ist.

Dabei wird der Betriebsstoffwechsel auch als kataboler Stoffwechsel bezeichnet und der Baustoffwechsel als anaboler Stoffwechsel.

Der Bau-Stoffwechsel

Der Körper besteht aus mehr als 10.000 Milliarden Zellen. Der Baustoffwechsel ist dafür verantwortlich, Zellen und Körpersubstanzen auf- und umzubauen.

Das heißt, es werden beispielsweise Hautzellen, Knochenzellen, Blutzellen, Muskelzellen usw. erneuert oder umgebaut. Dazu werden natürlich die Nährstoffe aus der Ernährung verwendet. Dementsprechend ist es ausnahmslos notwendig, sich ausgewogen zu ernähren, damit unser Körper diese Funktionen bzw. Prozesse im Körper ohne Probleme durchführen kann.

Der Betriebs-Stoffwechsel

Der Betriebsstoffwechsel ist dafür verantwortlich, unserem Körper die nötige Energie zu liefern. Somit dient dieser dazu, uns sozusagen den Treibstoff bereitzustellen, damit der Köper überhaupt seine Leistung erbringen kann.

Im Körper laufen verschiedene Energiestoffwechsel-Vorgänge ab und es werden verschiedene Stoffe benötigt und verwendet, um daraus Energie zu gewinnen.

Die Energie nehmen wir über die Ernährung auf. Alles, was wir an überschüssiger Energie über die Ernährung zu uns nehmen, wird in Fett umgewandelt und am Körper gespeichert. Das kann als grundsätzlich angesehen werden.

Wofür wird die Energie benötigt?

Die Energie, welche wir in Form von Nahrung zu uns nehmen, wird benötigt, um zum einen die körperlichen Funktionen aufrechtzuerhalten und zum anderen für alle zusätzlichen körperlichen Betätigungen.

Damit wir am Leben bleiben, laufen permanent Baustoffwechsel-Vorgänge in unserem Körper ab. Aber auch unsere Organe arbeiten permanent. Beides verbraucht Energie und somit muss diese Energie extern zugeführt werden.

Wie funktioniert der Betriebsstoffwechsel?

Der menschliche Körper besitzt eine universelle Energiequelle:

- Das ATP = Adenosin-Triphosphat

Das ATP ist der Energielieferant für die Muskulatur. Damit der Körper ATP herstellen kann, braucht er bestimmte Nährstoffe.

Dazu kann der Körper vier Nährstoffe verwenden:

- Kreatin-Phosphat
- Kohlenhydrate
- Fette
- Proteine (absolute Ausnahme)

Die Proteine werden nur im äußersten Notfall vom Körper zur Herstellung von ATP herangezogen. Dabei ist dies auch ein völliger Ausnahmezustand und sollte eigentlich nicht sein. Der Körper soll das Protein für die Muskulatur verwenden und nicht zur Energiegewinnung. Deswegen muss man in der Ernährung immer darauf achten, dass man entweder genügend Kohlenhydrate oder eben Fett isst. Das Kreatin-Phosphat kann nur für einen sehr kurzen und begrenzten Zeitraum zur Energiegewinnung für die Muskulatur herangezogen werden. Aus diesem Grund werden hauptsächlich das Fett und die Kohlenhydrate zur weiteren Energiegewinnung verwendet.

Dabei können zwei Wege unterschieden werden, wie die Energiegewinnung (ATP) im Körper zustande kommt:

1. anaerobe Energiegewinnung (ohne Sauerstoff)
2. aerobe Energiegewinnung (mit Sauerstoff).

Der erste Weg, also die anaerobe Energiegewinnung, funktioniert über die Glucose, welche zuvor in Form von Kohlenhydraten über die Ernährung aufgenommen wurde.

Der zweite Weg, also die aerobe Energiegewinnung, funktioniert über die Glucose und/oder die Fette.

Der Weg, welchen die Muskeln wählen – entweder die aerobe oder anaerobe Energiegewinnung – hängt zum größten Teil von der Belastungsintensität ab. Bei starken Belastungen, bei denen man wirklich nach Luft schnappen muss, wird die Energiegewinnung hauptsächlich anaerob stattfinden. Bei leichten Belastungen wird dementsprechend die Energiegewinnung aerob abgedeckt.

Fazit zur Fettverbrennung durchs Training:

Wenn man seine Fettverbrennung durchs Training anregen möchte, dann muss man dazu ein leichtes Ausdauerprogramm absolvieren, welches mindestens 30 – 60 Minuten am Stück durchgeführt wird.

Man kann also die Fettverbrennung durch ein entsprechendes Training etwas steuern. Allerdings ist es so, dass man nie komplett auf die Fettverbrennung umschalten kann. Der Körper bezieht immer aus beiden Quellen seine Energie. Bei der vorherigen Erklärung zur Energiebereitstellung handelt es sich lediglich immer um Tendenzen.

Dieses Kapitel sollte einfach nur das Verständnis für die Stoffwechsel-Prozesse im Körper vermitteln und zeigen, wie der Körper seine Energie gewinnt.

Die Fettverbrennung wird auch zum großen Teil durch die Ernährung gesteuert. Das heißt, dass man zwangsläufig seine Ernährung anpassen muss, wenn man wirklich intensiv Fett verbrennen will.

Dabei sind vor allem zwei wichtige Ansätze zu beachten. Zum einen muss man die Kalorien reduzieren (Kaloriendefizit) und zum anderen sollte man auch die Kohlenhydrate verringern - sich also Low Carb ernähren - um die Fettverbrennung anzuregen. Zu der Low Carb Ernährung findet man weitere Information in **Kapitel 1.4**.

Zur Fettverbrennung mit Hilfe der Ernährung und den Kalorien findet man weitere Informationen im **Kapitel 4**, der Ernährungslehre.

Gezielte Fettverbrennung durch Schwitzen?

Hier noch eine wichtige oder auch interessante Erklärung zu diesem Thema.

Wenn wir schwitzen, dann tun wir dies, um den Körper abzukühlen. Der Körper sondert über die Schweißdrüsen Flüssigkeit ab und möchte den Körper damit runterkühlen. Das passiert beispielsweise oft im Sommer oder natürlich auch beim Sport. Der Körper versucht die Körpertemperatur im Gleichgewicht zu halten und zwar bei ca. 37 °C. Jedes Mal, wenn die Körpertemperatur steigt, fangen wir an zu schwitzen.

Deswegen schwitzen wir auch in der Sonne oder in einer Sauna. Das heißt aber nicht, dass wir in diesem Moment abnehmen bzw. Fett verbrennen. Das Schwitzen ist nur ein Kühlungs-Mechanismus vom Körper. Das hat rein gar nichts mit der Fettverbrennung zu tun! Sonst könnten wir uns einfach in die Sonne setzen und würden so unser Körperfett verlieren. Das wäre schön, aber das klappt leider nicht.

Das Schwitzen dient also lediglich zur Kühlung von unserem Körper und die Fettverbrennung ist ein Stoffwechsel-Prozess. Diese beiden Prozesse haben miteinander ÜBERHAUT NICHTS zu tun! Das heißt also auch, dass man zum Beispiel auch nicht gezielt Fett am Bauch verbrennen kann! Ich kann ja nicht dem Körper sagen, dass er bei seinem Stoffwechsel das Fett vom Bauch nehmen soll. Das entscheidet der Körper selbst. Zum Teil ist das genetisch bedingt und zum anderen ist es bei allen Menschen so, dass der Bauch- und Rumpf-Bereich am meisten betroffen ist. Hier sitzen die meisten Fett-Zellen und deswegen sammelt sich auch hier das Fett am meisten an. Wenn du Fett verbrennen willst, dann geht es immer um eine allgemeine Fettverbrennung. Also ist die Fettverbrennung nur leicht durch ein Training zu beeinflussen und zum größten Teil wird es eben durch die Ernährung gesteuert, wie eben schon gesagt.

Vielleicht hast du auch schon solche Experimente gesehen, wo sich Leute Frischhalte-Folie um den Bauch wickeln und dann Sport machen?

Auch das klappt selbstverständlich nicht! Das sieht lustig aus und mehr aber auch nicht. Am schlimmsten ist es jedoch, wenn dir dein Fitnessstudio die in den letzten Jahren in Mode gekommenen Abnehm-Gürtel verkaufen will. Lass dich bitte auch hier nicht um dein Geld bringen! Die Abnehm-Gürtel legt man sich im Fitnessstudio um den Bauch und macht damit Ausdauersport. In einem Fitnessstudio, in welchem ich früher mal selbst trainiert habe, wurde das vielen Leute immer angedreht. Dabei kostet der Gebrauch meistens ca. 20 Euro für paar Minuten. Ich weiß es nicht genau, aber billig ist es jedenfalls nicht.

Der Gürtel erhitzt oder wärmt den Bauch und vibriert dabei etwas oder so ähnlich. Dadurch soll die Fettverbrennung am Bauch angeregt werden. Das klingt vielleicht toll und sieht irgendwie interessant aus, aber es ist einfach totaler Betrug! Anders kann man das nicht nennen. Fettverbrennung ist ein Stoffwechsel-Prozess (wie vorhin gelernt) und diesen kannst du NICHT durch einen Gürtel steuern! Du nimmst ggf. etwas ab, aber nicht durch den Gürtel. Du nimmst deswegen ab, weil du dann erst überhaupt anfängst regelmäßig Sport zu machen. Wenn du die gleiche Menge an Sporteinheiten absolvieren würdest ohne Gürtel, dann würdest du genauso viel abnehmen, wie mit dem Gürtel. Deswegen lasse dir nicht dein Geld aus der Tasche ziehen, denn damit funktioniert das Abnehmen nicht. Also jedenfalls nicht schneller und auch nicht besser, sondern genauso wie ohne Gürtel.

Fettverbrennung durch Pillen, Tabletten oder Shakes?

Ich möchte das hier an dieser Stelle nicht unnötig in die Länge ziehen. Auch das funktioniert natürlich nicht. Es gibt auch keine Abnehm-Smoothies! Fettverbrennung ist immer noch ein Stoffwechsel-Prozess und deswegen wirst du auch nicht mit irgendwelchen Tabletten, Pillen oder Smoothies deinen Stoffwechsel beeinflussen können. (Jedenfalls nicht ausschlaggebend!) Außer du kaufst dir irgendwelche illegalen und extrem gesundheitsschädlichen Tabletten aus dem Internet, von welchen ich selbstverständlich komplett abrate! Zum Teil sind solche Pillen lebensgefährlich! (Also die illegalen! Die legalen Pillen bringen einfach nur nichts!) Wenn du also abnehmen bzw. Fett verbrennen willst, dann musst du eben auf die Ernährung achten und ein regelmäßiges Fitness-Training absolvieren. (Weiteres dazu im **Kapitel 4**)

3 Muskelaufbau Trainingspläne

Hier findest du den Link für die Trainingspläne. Die Trainingspläne kannst du dir im internen Bereich auf meiner Webseite herunterladen.

Du findest im internen Bereich verschiedene Varianten von Trainingsplänen, die unter anderem auch nach Trainingserfahrungen sortiert sind.

Wähle dann einfach die passenden Pläne für dich aus.

Du kannst dir natürlich alle Varianten der Trainingspläne herunterladen! Das steht dir frei.

Dein Zugang zu den Trainingsplänen bleibt für immer bestehen und somit kannst du dir immer und zu jeder Zeit deine Trainingspläne runterladen.

Falls irgendetwas unklar ist oder wenn du irgendwie Hilfe benötigst, dann kannst du mich natürlich jeder Zeit kontaktieren. Ich werde versuchen, deine Fragen schnellstmöglich zu beantworten.

Meine E-Mail-Adresse: info@gym-coaching.de

Hier unten einmal der Link zum Download für die Trainingspläne:

www.gym-coaching.de/krafttraining

Passwort: kraft2016

4 Die Ernährungs-Lehre
4.1 Einführung Ernährungslehre

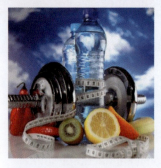

Als ich selbst noch im Fitnessstudio gearbeitet habe, musste ich leider feststellen, dass sehr viele Leute überhaupt gar keine Idee haben, wie sie sich ernähren sollten.

Dabei kann man mit ganz einfachen Lebensmitteln seine Ernährung gesund und eiweißreich gestalten.

Deswegen möchte ich in diesem Kapitel noch zusätzlich ein paar Infos bereitstellen, wie man sich im Allgemeinen ernähren sollte.

Dabei möchte ich auch konkret benennen, was man so alles an Lebensmitteln essen kann, um sich auch wirklich fitnessorientiert zu ernähren.

Eine gesunde und eiweißreiche Ernährung muss nicht kompliziert sein. Man muss nicht ein ganz bestimmtes Lebensmittel in einer ganz bestimmten Kombination essen! Natürlich muss man relativ viel Eiweiß essen, aber ansonsten ist es wirklich total einfach.

Um Muskeln aufzubauen, muss die Ernährung passend abgestimmt werden. Das heißt eigentlich nur, dass diese zum einen viel Eiweiß enthalten muss und natürlich auch gesund sein sollte. Das ist schon alles.

Denn eine gesunde Ernährung wirkt sich positiv auf den kompletten Körper und deine Leistungsfähigkeit aus und das fördert auch dein Muskelwachstum.

4.2 Gesunde und fitnessorientierte Ernährung

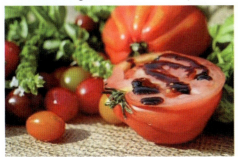

Hier nachfolgend einmal ein paar Dinge, welche du beachten solltest, um dich wirklich fitnessorientiert zu ernähren und damit einen positiven Einfluss auf die Muskulatur, die Fettverbrennung und somit auch auf die komplette Gesundheit zu erreichen.

Im Prinzip handelt es sich hier um einfache und selbstverständliche Dinge. Leider weiß ich aber auch erfahrungsgemäß, dass die gleich folgenden Dinge von den meisten Leuten nicht beachtet werden oder generell dafür noch nicht das richtige Bewusstsein vorhanden ist.

Deswegen hier einmal eine Auflistung mit Dingen, die für eine fitnessorientierte Ernährung wichtig sind:

- Ausgewogene Ernährung mit verschiedenen Lebensmitteln
- Generell sollte die Ernährung immer eine gesunde Mischung aus eiweißreichen Lebensmitteln sein mit guten Kohlenhydraten und guten Fetten und vielen Vitaminen und Mineralstoffen.
- Als Getränk über den Tag ist Wasser Pflicht!
- Frische Zutaten und keine stark verarbeiteten Lebensmittel!
- Genügend Eiweiß!
- Generell Industriezucker meiden!
- In der Gesamtheit auf die Kalorienzufuhr achten und je nach Trainings-Ziel entsprechend anpassen
- Mäßiger Salzkonsum, da dieser zur vermehrten Wasser-Einlagerung im Körper führen kann

Süßigkeiten sind keine Lebensmittel! Je mehr Süßigkeiten man isst, umso stärker wird das Verlangen nach Süßigkeiten, denn dein Körper entwickelt eine Art Sucht! Dein Körper schüttet nämlich Glückshormone aus, wenn du Süßigkeiten isst. Zunehmend wird sich dein Körper an diese „Belohnung" gewöhnen. Falls du dich dann irgendwann mal einem Süßigkeiten-„Entzug" unterziehen solltest, wirst du das Problem haben, dass dein Körper zuerst mit einem starken Verlangen darauf reagiert. Zudem ist es so, dass deine Geschmacks-Sinne durch Süßes zum Teil beeinträchtigt werden. Zunehmend wird dir normales Essen immer weniger schmecken, da du dich an sehr intensive Geschmäcker gewöhnst. Süßigkeiten kannst du einmal im Monat essen. Süßigkeiten sind, wie gesagt, keine Lebensmittel und dort befindet sich NICHTS, was der menschliche Körper braucht! Demnach wäre das Optimum, gar keine Süßigkeiten zu essen!

ALLE Limonaden (Cola, Fanta, Sprite etc.) sind voll mit Industriezucker und deswegen sollten diese am besten gemieden werden, wenn man sich wirklich fitnessorientiert ernähren möchte.

Limonaden sind keine Getränke, die täglich getrunken werden sollten. Limonaden sind den Süßigkeiten zuzuordnen.

Die gerade genannten Punkte in Bezug auf eine fitnessorientierte Ernährung stehen in einem starken Zusammenhang mit deiner Fettverbrennung! Wenn du diese Punkte nicht beachtest, dann darfst du dich leider nicht wundern, wenn du mit deinem Körperfett-Anteil nicht zufrieden bist. Dies sind <u>alles</u> überschüssige Kalorien.

Wenn du deinen Körperfettanteil senken willst, dann beachte diese Punkte! Dafür braucht man keinen Wissenschaftler, um zu verstehen, dass dies auf Dauer zu einem gesteigerten Körperfettanteil führt.

Was sollte man <u>NICHT</u> zum Frühstück essen?

- Weißbrot oder Toastbrot mit Nutella oder Marmelade (Das ist kein Frühstück!)
- Marmelade hat nichts mit einem Nahrungsmittel zu tun!
  (besteht meistens aus 50 – 70 % !!! Zucker !!!)
- Nutella oder ähnliche Schokoaufstriche haben noch weniger etwas mit einem Nahrungsmittel zu tun! (enthalten überwiegend nur Zucker und sehr viele ungesunde Fette!)
- alles an Süßigkeiten
- gebratenen Speck etc.
- stark gebratene Lebensmittel mit viel Fett
- sehr fettreiche Aufschnitte
- gelber Käse besteht grob aus 50 % Fett (ungesunde Fette) - deswegen nur mäßig oder am besten gar nicht konsumieren!

Was kann man generell gut zum Frühstück essen?

- Vollkornbrot oder -Brötchen mit Putenbrust, Hähnchenbrust oder auch mal vegane Brotaufstriche
- Haferflocken mit etwas Nüssen, Obst und einer veganen Milch (Reismilch, Mandelmilch, Sojamilch oder Hafermilch) oder einer normalen fettarmen Milch
- Brötchen mit gekochten Eiern
- generell Vollkorn-Produkte
- zusätzlich etwas Obst, wie Banane, Apfel, Pfirsich usw.
- als Getränke können gut ein Kaffee oder Tee getrunken werden (statt Zucker einfach <u>Stevia</u> für den Kaffee oder Tee benutzen)
- Chiasamen, Leinsamen, Kürbiskerne, Sonnenblumenkerne usw. (selbst-gemachtes Müsli mit veganer Milch)
- selbstgemachte Shakes und Smoothies aus Samen, Haferflocken und Früchten.

Was sollte man NICHT als Hauptmahlzeiten essen?

Die folgenden Lebensmittel und Gerichte solltest du meiden:

- Tiefkühl-Pizza
- Fertiggerichte
- Pommes
- Currywurst
- Lasagne
- Aufläufe
- sehr fettige Speisen (mit Transfettsäuren)
- etc.

Was sollte man als Hauptmahlzeiten essen?

Eine Hauptmahlzeit sollte natürlich immer eine Mischung aus guten Kohlenhydraten, gesunden Fetten und viel Protein sein. Du musst dabei richtig satt werden.

- Kartoffeln mit Ei
- Süßkartoffeln
- Reis oder Vollkornreis mit Pute plus frische Soße
- frische vollwertige Salate mit pflanzlichen Ölen und Thunfisch
- Salat-Kerne zum Salat
- Rindfleisch, Hähnchenbrust, Putenbrust
- Vollkorn-Nudeln
- am besten selbstgemachte Soßen dazu
- normale Nudeln sind auch gut, auch gerne mit Ei
- fettarmes Fleisch
- Bohnen, Erbsen, Linsen, Hirse oder Quinoa
- fettreicher Fisch
- viel grünes Gemüse
- etc.

Es ist natürlich wichtig, verschiedene Lebensmittel zu kombinieren. Damit meine ich jetzt nicht, dass du eine ganz bestimmte Kombination essen musst. Du solltest einfach nur auf eiweißhaltige Lebensmittel, genügend Kohlenhydrate und gesunde Fette achten. Nur so kannst du vernünftig mehr Muskeln aufbauen. Und du darfst nicht vergessen, dass ein leichter Kalorien-Überschuss immer notwendig ist, um wirklich schnell Muskeln aufzubauen. In den nachfolgenden Kapiteln gibt es noch mehr Infos zur richtigen und fitness-orientierten Ernährung. Dort findest du unter anderem auch weitere Informationen zu einzelnen Lebensmitteln und zu dessen Nährwerten.

Empfehlung meines Buches zur fitnessgerechten Ernährung

Falls du Hilfe bei deiner Ernährung brauchst oder nicht immer die passenden Lebensmitteln für dich finden kannst, dann kann ich dir mein Ernährungsbuch sehr gut empfehlen.

Dieses enthält 100 Fitness-Rezepte!

Die Rezepte sind in 7 Kategorien unterteilt und bieten daher viel Abwechslung und sind somit auch für alle Bereiche des Tages ausgelegt.

Egal ob Mittagessen, Frühstück, Salate, Haferriegel, Smoothies, Eiweiß-Shakes, Desserts, Low Carb Rezepte oder auch vegane Ernährung, es ist soweit alles dabei, um fitnessgerecht durch den Tag zu kommen. Zusätzlich habe ich dort einen selbst-programmierten Kalorien-Rechner erstellt, welcher auch zum Download zur Verfügung steht. Dieser zeigt dir genau an, was und in welcher Menge gegessen werden muss. Alles grafisch dargestellt, mit genauer Angabe der Makronährstoffe.

Des Weiteren sind dort mehrere und verschiedene Ernährungspläne enthalten, welche nach verschiedenen Zielen, wie der Fettverbrennung, dem Muskelaufbau oder der allgemeinen Fitness sortiert sind.

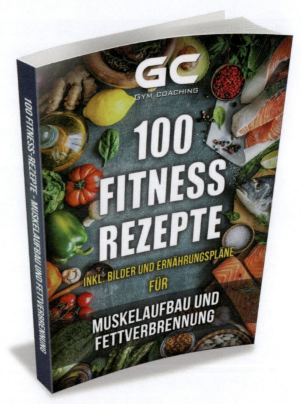

In den Ernährungsplänen sind die Mahlzeiten aus dem Buch integriert und somit hättest du damit eine perfekte Übersicht, was du essen musst und sofort die Anleitung dazu, wie du es kochst.

Hier einmal der Link zu meinem Buch auf meiner Webseite:

www.gym-coaching.de/fitness-coaching

Ich koche auch selbst nach meinem Buch und kann mich nicht beschweren. :-)

4.3 Elf (11) sehr gesunde Lebensmittel

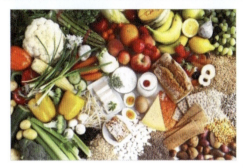

Die gleich folgenden Lebensmittel sollten definitiv regelmäßig oder täglich verzehrt werden. Sie bieten eine sehr hohe Nährstoff-dichte, sind generell sehr gesund und tragen somit einen wesentlichen Anteil zu einer fitnessorientierten Ernährung bei. Natürlich müssen nicht alle hier aufgelisteten Lebensmittel täglich verzehrt werden. Eine ausgewogene und abwechslungsreiche Ernährung ist besonders empfehlenswert, damit man von verschiedenen Nährstoffen gesundheitlich profitieren kann.

Leinsamen

Die Leinsamen sind ein echtes Power-Lebensmittel. Leinsamen fördern durch den hohen Ballaststoffanteil die Verdauung. In Leinsamen befinden sich ungefähr 25 % Ballaststoffe, 25% Eiweiß und ca. 40% sehr gesunde Öle. Die Öle bestehen hauptsächlich aus Linol- und Linolensäuren. Dazu gehören auch die Omega-3-Fettsäuren, die sehr gut für das Gehirn, die Fettverbrennung und das Herz sind. Somit enthält dieses Lebensmittel viel Eiweiß und viele gesunde Fette, aber auch sehr viele Vitamine. Deswegen sollte man dieses Lebensmittel unbedingt zwischendurch verzehren. Zudem soll es sogar sehr gut bei Allergien helfen, wenn es regelmäßig verzehrt wird.

Eier

Eier sind unverzichtbar, was die Nährstoffe angeht. Das fängt damit an, dass Eier alle Vitamine haben - bis auf Vitamin C. Sonst sind wirklich alle Vitamine enthalten. Schon alleine das ist Grund genug, regelmäßig Eier zu verzehren. Zudem enthalten Eier viele Mineralstoffe und Spurenelemente. Das Ei gehört außerdem zu den besten Eiweiß-Quellen überhaupt, da die Aminosäuren-Verteilung in einem günstigen Verhältnis ist und deswegen auch eine hohe biologische Wertigkeit besteht. Dabei sollte aber das ganze Ei verzehrt werden, da sich die Nährstoffe hauptsächlich im Eigelb befinden. Das Fett im Eigelb ist dabei unbedenklich, da es sehr viele gesunde Fette enthält. Auch der Cholesterin-Spiegel steigt laut den neuesten Erkenntnissen nicht an, obwohl das Ei Cholesterin enthält.

Chiasamen

Chiasamen haben überdurchschnittliche Nährwerte in Bezug auf das Protein, die Ballaststoffe, die Mineralien und die Vitamine. Chiasamen enthalten viel Eisen, was gut für unsere Blutwerte ist. Diese Samen wirken sich positiv auf unseren Blutfluss aus und schützen somit das Herz vor einem Schlaganfall. Zudem wirken sie positiv auf den Blutzuckerspiegel und halten diesen stabil.

Erdnüsse

Erdnüsse gehören auf jeden Fall auf den Speiseplan für jeden Sportler. Erdnüsse sind richtige Kraftpakete. Wobei Erdnüsse eigentlich keine Nüsse sind, sondern zu den Hülsenfrüchten gehören. Warum sind Erdnüsse jedoch so gut für Sportler jeglicher Art? Erdnüsse sind zum einen sehr proteinreich und zum anderen besitzen sie von Natur aus sehr viele Vitamine und Mineralstoffe. Das Besondere an Erdnüsse ist jedoch die Aminosäuren-Verteilung. Erdnüsse enthalten sehr viel L-Arginin. L-Arginin bewirkt im Körper eine Erweiterung der Gefäße und somit eine Verbesserung des Blutflusses im Körper. Dies kann zu Leistungssteigerungen im Sport führen, wenn Erdnüsse regelmäßig verzehrt werden. Vor allem ca. 2 Stunden vor dem Training macht es Sinn, Erdnüsse zu verzehren. Damit erhält man einen natürlichen Trainings-Booster. (Aber natürlich nur ungesalzen und ungeröstet verzehren!)

Grapefruit

Grapefruit hat eine besondere Wirkung. Grapefruit bewirkt nämlich, dass der Körper Vitamine, Mineralstoffe und weitere Nährstoffe besser aufnehmen kann. Darüber hinaus hat Grapefruit eine sehr gute, stabilisierende Wirkung auf den Blutzuckerspiegel und beugt damit Diabetes vor. Zudem hat die Grapefruit-Frucht auch hohe Vitaminwerte, vor allem in Bezug auf das Vitamin C, welches sehr gut für unser Immunsystem ist.

Quinoa

Quinoa ist noch einigen Leuten unbekannt. Dies ist eine Art Getreide-Sorte, welche eigentlich richtigerweise zu den Fuchsschwanzgewächsen gehört. Quinoa wird in den Anden angebaut und gilt dort als ein Grundnahrungsmittel. Es zeichnet sich durch viele B-Vitamine, viele Mineralstoffe und einen hohen Eiweißgehalt aus. Es versorgt den Körper mit viel Eisen und viel Calcium. Darüber hinaus enthält es noch viele weitere Nährstoffe, welche in dieser Zusammensetzung einmalig sind. Von daher ist es ein sehr gesundes Lebensmittel.

Grüner Tee

Grüner Tee wird vor allem viel in Asien getrunken. Es gibt Studien die belegen, dass man mit einem hohen Verzehr an grünem Tee sein Leben verlängern kann. Grüner Tee soll die Zellen länger jung halten und somit den Alterungsprozess verlangsamen. Zudem soll grüner Tee auch das Herz sehr gut schützen, kräftigen und den Blutdruck verringern.

Apfel

Der Apfel gehört zu den bekanntesten Lebensmitteln. Leider unterschätzen viele, was alles in Äpfeln drin steckt. Äpfel sind ein extrem gut ausgeglichenes Obst. Hier findet man viele Vitamine, Mineralstoffe, aber auch sehr hohe Anteile an sekundären Pflanzenstoffen. Ein Apfel enthält mehr als 4.000 Sekundäre-Pflanzenstoffe. Sekundäre-Pflanzenstoffe sind noch nicht komplett erforscht, jedoch ist bekannt, dass sie beispielsweise den Körper bei der Vitaminaufnahme unterstützen und auch im Allgemeinen eine schützende Wirkung haben. Sekundäre Pflanzenstoffe sind beispielsweise Stoffe, welche für den Geruch oder die Farbe des Apfels verantwortlich sind. Also sind diese auch in anderen Obstsorten enthalten. Hierzu noch ein kleiner Tipp: Es macht deswegen auch Sinn, Obst und Gemüse in vielen <u>unterschiedlichen Farben</u> zu essen.

Süßlupinen-Mehl

Süßlupinen-Mehl ist das natürliche Eiweiß-Pulver. Süßlupinen gehören zu den Hülsenfrüchten und sind sehr eiweißreich. Die Süßlupinen enthalten, wie alle Hülsenfrüchte auch, sehr viele und gesunde weitere Nährstoffe. In Süßlupinen sind ALLE essentiellen Aminosäuren enthalten! Sie eigenen sich somit extrem gut als Eiweißquelle. Das Mehl daraus kann perfekt als Eiweiß-Pulver genutzt werden. Es schmeckt leicht süßlich und ist somit auch perfekt für einige Kochrezepte geeignet. Hieraus können auch sehr gut Eiweiß-Shakes gemacht werden. Bei der Verwendung sind keine Grenzen gesetzt. Es ist super geeignet für verschiedene Mahlzeiten.

Studentenfutter

Studentenfutter besteht hauptsächlich aus Nüssen. Unter anderem sind aber auch Rosinen enthalten. Am besten ist die Variante ohne Rosinen und nur mit Nüssen. Nüsse sind nämlich wahre Nährstoff-Bomben. Sie enthalten viele verschiedene Vitamine, viele unterschiedliche Mineralien, sehr viel hochwertiges Eiweiß und sehr viele <u>gesunde</u> Fette. Nüsse bzw. Stundenfutter kann man perfekt als Snack für unterwegs nutzen. Studentenfutter ist super gesund, macht satt und versorgt den Körper im Prinzip mit allen notwenigen Nährstoffen. Zudem wirken sich Nüsse auch positiv auf die Herzgesundheit aus, da dort unter anderem Omega 3 Fettsäuren enthalten sind. Ein Nachteil ist nur, dass Nüsse viele Kalorien haben und deswegen sollte man es mit Nüssen nicht übertreiben oder einfach an einer anderen Stelle Kalorien einsparen.

Brokkoli

Auch Brokkoli ist eine Nährstoff-Bombe und sollte regelmäßig verzehrt werden. Hier findet man sowohl hohe Calcium-Werte, sowie viele verschiedene Vitamine und Mineralstoffe. Brokkoli soll zudem dem Körper einen sehr guten Krebsschutz bieten können.

4.4 Was sind Kalorien und berechnet man diese?

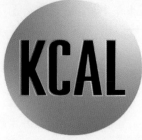

Was sind Kalorien? Ganz einfach erklärt sind Kalorien der Treibstoff für deinen Körper. Dein Körper muss extern Energie zugeführt bekommen, um leistungsfähig zu bleiben. Diese Energie bekommst du aus der täglichen Nahrung.

Jedes Lebensmittel hat einen bestimmten Brennwert – die sogenannten Kalorien. Je mehr Kalorien ein Lebensmittel hat, desto mehr Energie liefert das Lebensmittel.

Umso mehr Energie das Lebensmittel liefert, desto mehr muss dein Köper von dieser Energie verbrennen, da sonst überschüssige Energie in Fett umgewandelt wird. Dein Körper verbrennt im Prinzip permanent Energie.

Je intensiver du dich bewegst – also viel Sport und viel Arbeit – umso mehr verbrennt dein Körper. Je nachdem, ob du **abnehmen** oder **zunehmen** möchtest, musst du deinem Körper eine bestimmte Menge an Kalorien zuführen.

Wenn du abnehmen möchtest (Fettverbrennung)

Beim Abnehmen ist es so, dass du mehr Energie verbrennen musst, als du in Form von Kalorien zu dir genommen hast. Erst dann geht dein Körper vernünftig an deine Fettreserven! Dabei musst du allerdings beachten, dass du genug Eiweiß isst und dein Krafttraining passt. Das ist natürlich die Voraussetzung dafür. Schließlich soll deine Muskulatur ja erhalten bleiben, nur dein Fettgehalt soll geringer werden. Die Muskulatur sorgt nämlich auch für einen höheren Kalorien-Verbrauch und kann somit als ein „Fettverbrenner" angesehen werden.

Wenn man vom Abnehmen spricht, dann kann man durch 3 Dinge abnehmen:

1. Wasserverlust im Körper
2. Muskelverlust am Körper
3. Fettverlust am Körper

Deswegen ist nicht jeder Gewichtsverlust sinnvoll bzw. das, was man eigentlich will. Viele senken zwar ihr Körpergewicht, aber nicht ihren Körperfettanteil. Sie verlieren dann Wasser oder noch schlimmer, einfach nur Muskulatur.

Das passiert, wenn man sich falsch ernährt und kein Muskelaufbau-Training dabei betreibt. Deswegen ist es nicht effektiv, wenn man versucht, nur mit der Ernährung abzunehmen, denn das bringt keinen dauerhaften Erfolg. Man MUSS eine entsprechende Ernährung mit einem entsprechenden Training kombinieren, wenn man dauerhaft Körper-Fett verbrennen will. Alles andere ist Zeitverschwendung!

Das heißt im Umkehrschluss, dass du folgende drei Dinge beachten musst, wenn du deinen Körperfettanteil senken willst:

1. Genügend Eiweiß essen (ca. 2 – 3g Eiweiß pro Kg Körpergewicht)
2. Regelmäßiges Krafttraining/Fitnesstraining
3. Weniger Kalorien zu dir nehmen, als du verbrennst (ca. 300 - 500 Kcal im Defizit)

Wenn du diese 3 Punkte beachtest, dann wirst du dein Körperfettanteil reduzieren können! Das funktioniert bei jedem Menschen zu 100%! Es ist dann UNMÖGLICH, kein Fett zu verlieren!

Der 1. Punkt - genügend Eiweiß - sorgt dafür, dass deine Muskulatur mit Eiweiß versorgt wird und somit erhalten bleibt oder wächst. Ohne genügend Eiweiß wird deine Muskulatur nicht wachsen können - egal, ob du das perfekte Trainingsprogramm absolvierst. Ohne genügend Eiweiß hat dein Körper keine Möglichkeit, Muskelmasse aufzubauen.

Der 2. Punkt - dass regelmäßige Training - sorgt dafür, dass deine Muskulatur einen Wachstumsreiz erhält und dann erst überhaupt wächst. Umso mehr Muskelmasse du hast, desto mehr Körperfett verbrennst du. Deswegen ist es natürlich wichtig, zu trainieren. Das Training muss natürlich auch mit einer gewissen Intensität ausgeführt werden, damit es überhaupt effektiv ist.

Und der 3. Punkt - weniger Kalorien - sorgt natürlich dafür, dass dein Körper an die Fettreserven geht. Er nutzt dann das Körperfett, um Energie daraus zu gewinnen, denn dein Körper will seinen täglichen Energiebedarf decken. Da du ja dann zu wenige Kalorien zu dir nimmst und somit eigentlich zu wenig Energie für deinen Körper bereitstellst, holt sich dein Körper die Energie aus deinem Körperfett. So einfach verbrennst du dann dein Körperfett.

Wenn du also Fett verlieren möchtest, solltest du dich bei ca. 500 Kalorien im Defizit befinden. Bei Frauen kann man mit etwas weniger rechnen, da eine Frau etwas weniger wiegt - nämlich ca. 300 - 400 Kalorien im Defizit. Das ist wirklich kein großes Geheimnis und für jeden sehr einfach praktizierbar. Beachte die oben genannten drei Punkte und du wirst definitiv dein Körperfett reduzieren. Wie du deine Kalorien berechnen kannst, erfährst du im nächsten Kapitel.

Wenn du zunehmen möchtest (Muskelaufbau)

Wenn du zunehmen möchtest, dann musst du mehr Kalorien verzehren, als dein Körper verbrennt. Aber einfach nur mehr Kalorien essen bringt nicht das gewünschte Ergebnis des Muskelaufbaus.

Wenn man vom Zunehmen spricht, kann man durch 3 Dinge zunehmen:

1. Wassergehalt im Körper steigt
2. Körperfettanteil steigt
3. Muskelmasse am Körper nimmt zu

Die ersten beiden Punkte sind natürlich nicht das Ziel. Man möchte die Muskulatur aufbauen. Deswegen muss man auch hier genügend Eiweiß zu sich nehmen und das Kraft- bzw. Fitnesstraining muss entsprechend gestaltet werden.

Folgende drei Dinge musst du also beachten, wenn du Muskeln aufbauen willst:

1. Genügend Eiweiß essen (ca. 2 – 3g Eiweiß pro Kg Körpergewicht)
2. Regelmäßiges Krafttraining/Fitnesstraining
3. Mehr Kalorien zu dir nehmen, als du verbrennst (ca. 300 - 500 Kcal im Überschuss)

Allerdings ist es so, dass man beim Muskelaufbau mit dem Kalorienüberschuss nicht übertreiben sollte, denn sonst steigt dein Körperfettanteil zu stark an. Ein Überschuss von ca. 500 Kalorien ist ausreichend. Bei einer Frau sollte das auch wieder etwas weniger sein. Hier sind ca. 300 - 400 Kalorien genügend.

Das sind lediglich Richtwerte. Wenn du mal einen Tag etwas mehr oder weniger isst, dann ist das kein Genickbruch.

Deinen Eiweißbedarf musst du aber täglich decken und nicht nur ein- oder zweimal die Woche. Das bedeutet, dass du wirklich jeden Tag genug essen musst, wenn du Muskeln aufbauen willst.

Erfahrungsgemäß weiß ich (aus der Praxis als Sport- und Fitnesskaufmann), dass die meisten, die Muskeln aufbauen wollen, eben nicht genug essen. Drei mittelmäßig große Portionen am Tag sind definitiv nicht genug!

Beim Muskelaufbau oder Bodybuilding - wenn man zunehmen möchte - muss man über sein Hungergefühl hinaus essen. Also grob gesagt, 4 – 5 große Portionen, welche richtig satt machen. Genau kannst du das mit einer Kalorienzähler-App bestimmen.

Das regelmäßige Kraft- und Fitnesstraining ist eigentlich selbstverständlich. Es muss natürlich auch anstrengend und an dein Leistungsniveau angepasst sein, sonst werden die Muskeln trotzdem nicht wachsen. Zum richtigen Training findest du ja alle Informationen im **Kapitel 2**, der Bodybuilding-Lehre.

4.5 Wie berechnet man die Kalorien richtig?

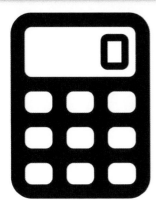

Vorab schon mal, die Berechnung ist etwas kompliziert und auch etwas aufwendig. Heutzutage gibt es kostenlose Apps, mit denen man supereinfach seinen Kalorienbedarf berechnen kann, ohne sich selbst mit der Formel für den Kalorienbedarf zu beschäftigen.

Zwei gute und kostenlose Apps wären da einmal „FatSecret" oder „MyFitnessPal". Ich persönlich benutze MyFitnessPal.

Trotz dessen habe ich die komplette Formel zur Berechnung hier einmal aufgeführt, damit man auch selbst weiß, wie die Berechnung funktioniert. Dies ist jedem selbst überlassen, ob man sich mit der Berechnung auseinandersetzten möchte.

Aber ich möchte dir in diesem Kapitel auch eine Anleitung geben, wie du deine Ernährung durch die Berechnung der Kalorien steuern kannst, so dass du Muskeln aufbaust und viel Fett verbrennst. Deswegen solltest du dich mit diesem Kapitel unbedingt beschäftigen!

Hier erst einmal eine Erklärung zur Berechnung

Jeder Mensch hat einen individuellen Kalorienbedarf, der sich aus dem Grundumsatz und aus dem Arbeitsumsatz zusammensetzt. Der Grundumsatz bezieht sich rein auf den menschlichen Körper - das heißt Größe, Gewicht, Alter und Geschlecht. Der Grundumsatz gibt an, wie viele Kalorien du benötigst, um die Funktionsfähigkeit deines Körpers bei völliger Ruhe zu erhalten. Der Arbeitsumsatz hängt von anderen Faktoren ab. Der Arbeitsumsatz umfasst also deine benötigte Energiemenge (Kalorienmenge), bezogen auf deine körperliche Aktivität, die Umgebungstemperatur und deinen Trainingszustand, sowie Stillzeit oder Schwangerschaft. Da einige Faktoren immer etwas variieren, wird hier deutlich, dass die Berechnung der Kalorien niemals ein exakter Wert ist, sondern lediglich eine Orientierung darstellen soll.

Beispieldaten zu Berechnung der Kalorien:

- Max Mustermann
- 80 kg
- 20 Jahre
- 180 cm
- Büro-Tätigkeit
- mäßiger Sport / leichte Bewegung in der Freizeit

Gleich nachfolgend die entsprechenden Formeln…

!!!Kleiner Tipp schon mal am Rande… Bitte auf <u>Punkt- vor Strichrechnung</u> achten. Also erst die Werte in den Klammern berechnen und dann addieren und subtrahieren!!! Die vorgegebenen Werte sind Zahlen, welche immer genauso benutzt werden! Nur das Gewicht, die Größe und das Alter müssen je Person individuell eingesetzt werden.

Formel für Männer

66,47 + (13,7 x **Körpergewicht in kg**) + (5 x **Körpergröße in cm**) – (6,8 x **Alter**)

= Grundumsatz

Formel für Frauen

655 + (9,6 x **Körpergewicht in kg**) + (1,8 x **Körpergröße in cm**) – (4,7 x **Alter**) = Grundumsatz

Daten eingesetzt für Max Mustermann:

66,47 + (13,7 x **80**) + (5 x **180**) – (6,8 x **20**)

66,47 + **1.096** + **900** – **136** = 1926,47 (kcal Grundumsatz)

Damit hätte man den Grundumsatz berechnet. Dies reicht ja noch nicht aus, da man sich auch bewegt. Deswegen muss jetzt daraus der Arbeitsumsatz berechnet werden. Den **Arbeitsumsatz** kann man mit unterschiedlichen Formeln berechnen. Eine zuverlässige Methode ist es, den **Grundumsatz** mit dem sogenannten **PAL-Faktor** (Physical-Activity-Level) zu multiplizieren. Hier nachfolgend einmal eine Tabelle mit den entsprechenden **PAL-Faktoren.** Jetzt nimmt man aus der Tabelle für sich den entsprechenden Wert heraus und multipliziert diesen mit dem Grundumsatz.

Tätigkeiten	PAL-Faktor
Schlafen	0,95
Nur sitzen oder liegen	1,2
Ausschließlich sitzende Tätigkeit mit wenig oder keiner körperlichen Aktivität in der Freizeit oder z.B. Büroarbeit	1,4 bis 1,5
Sitzende Tätigkeit mit zeitweilig gehender oder stehender Tätigkeit, z.B. Studierende, Fließbandarbeiter, Kraftfahrer	1,6 bis 1,7
Überwiegend gehende oder stehende Tätigkeit, z.B. Verkäufer, Kellner, Handwerker, Mechaniker, Hausfrauen	1,8 bis 1,9
Körperlich anstrengende berufliche Arbeit	2,0 bis 2,4

Wer es ganz genau haben möchte, der kann seinen Tag in 3 Phasen unterteilen. Wir gehen mal in diesem Fall davon aus, dass in jeder Phase 8 von 24 Stunden verbracht wurden:

- Schlaf **(8/24) =** Grundumsatz x Tätigkeit x **8/24**
  +
- Freizeit **(8/24) =** Grundumsatz x Tätigkeit x **8/24**
  +
- Arbeit **(8/24)** = Grundumsatz x Tätigkeit x **8/24**

Wir rechnen mit unserem Beispiel weiter (Multiplikation mit PAL-Faktor)…

- Schlaf **(8/24) =** 1926,47 x 0,95 x **8/24 = 610,05**
  +
- Freizeit **(8/24) =** 1926,47 x 1,6 x **8/24 = 1027,45**
  +
- Arbeit **(8/24)** = 1926,47 x 1,5 x **8/24 = 963,24**

Alle Phasen vom Tag zusammenrechnen = Tagesbedarf Kalorien = 2600,74 kcal

Damit haben wir unseren Kalorienbedarf errechnet und wissen somit, wieviel Kalorien wir zu uns nehmen müssen. Die errechneten Kalorien sind jetzt die Kalorien-Menge, die wir benötigen, um unser Körpergewicht zu halten.

Wenn du also abnehmen (Fett verbrennen) möchtest, dann musst du weniger Kalorien essen, aber trotzdem genügend Eiweiß.

Wenn du aber zunehmen (Muskeln aufbauen) möchtest, dann musst du mehr Kalorien essen und natürlich auch hier genügend Eiweiß zu dir nehmen.

Zusätzlich musst du aber noch deinen Kalorien-Verbrauch beim Fitness-Training berechnen und dazu-addieren!

Das machst du anhand der „Metabolischen Äquivalents"…

Kalorienverbrauch beim Training – das Metabolische Äquivalent

Jeder Mensch hat ja einen bestimmten Tagesbedarf an Kalorien. Jedoch wird dieser Bedarf erhöht, wenn wir uns körperlich in irgendeiner Form betätigen. Somit muss in den täglichen Bedarf auch jede sportliche Aktivität eingerechnet werden, da sonst ein Defizit entstehen würde.

Wie hoch der Verbrauch ausfällt bei einem Fitness-Training oder einer anderen Sportart, ist hauptsächlich von der Dauer, der Intensität und der Sportart selbst abhängig.

Damit man in diesem Sinne den Kalorienverbrauch je Sportart vergleichbar machen kann, wird hierzu das Metabolische Äquivalent genutzt (MET). Dabei entspricht 1 MET dem Verbrauch von 1 kcal pro kg Körpergewicht pro Stunde. (1 MET ist mit dem Ruhezustand des Körpers gleichzusetzen, also bei Bewegungslosigkeit.) Des Weiteren wird dazu entsprechend eine Tabelle benötigt, aus welcher das MET für einzelne Sportarten abgelesen werden kann.

Tabelle Metabolisches Äquivalent:

Sportart	MET (Metabolische Äquivalent)
Aerobic	6
Badminton	6
Basketball	6
Billard	3
Bodybuilding	8
Bowling	3
Fußball	7
Golf	5
Handball	8
Klettern	8
Laufen 10 km/h	10
Laufen 12 km/h	12
Laufen 8 km/h	8
Nordic-Walking 4 Km/h	4
Nordic-Walking 6 Km/h	6
Radfahren 15 km/h	6
Radfahren 25 km/h	10
Skifahren	6
Snowboarden	6
Squash	12
Tanzen	5
Tennis	8
Tischtennis	4
Volleyball	3
Wandern mit Rucksack (5Kg)	7

Darauf basierend die Formel für den Kalorienverbrauch beim Sport:

Kalorienverbrauch beim Training allgemein

= (Körpergewicht) x (Dauer der Sportart in Stunden) x (MET Sportart)

Hier einmal ein Rechenbeispiel:

- Person: Max Mustermann
- Gewicht: 85 kg
- Trainingszeit: 1,5 Stunden
- Sportart: Bodybuilding (MET aus Tabelle ablesen = 8)

Kalorienverbrauch für Max Mustermann beim Bodybuilding

= 85 kg x 1,5 Stunden x 8 MET = 1020 kcal

So kannst du auch für dich den entsprechenden Verbrauch an Kalorien ermitteln.

Einfach dein Körpergewicht, die jeweilige MET der Sportart und die Trainingszeit eingeben und dann erhältst du deinen Kalorienverbrauch, welchen du zu deinem restlichen Tagesbedarf an Kalorien hinzurechnen musst.

Wenn ich selbst beispielsweise eine Runde Joggen gehe, dann laufe ich bis zu 1,5 Stunden am Stück und verbrauche damit ungefähr 1.200 Kalorien. Das sind dann ungefähr 2 Döner die ich damit verbrenne. Wenn ich das also nicht eintragen würde, dann würde ich diese Kalorien nicht essen und somit würden mir sehr viele Nährstoffe fehlen, um Muskeln aufzubauen.

Du musst das natürlich alles an dich anpassen. Aber mach das auf jeden Fall, das wird dir sehr viel helfen, was deine Ernährung angeht. Probiere es wenigstens mal 1 Woche aus! Und dann kannst du immer noch entscheiden, ob dir das etwas bringt oder nicht.

Meine Empfehlung noch an dich, wenn du die App nutzen willst, dann halte dich an die empfohlenen Mengen der Makronährstoffe, welche ich im **Kapitel 1.4** gemacht habe. Einfach nochmal in das Kapitel reinschauen.

Die Angaben in der App weichen nämlich etwas von meinen Angaben hier im Buch ab. Aus meiner Sicht sind es etwas zu viele Kohlenhydrate und zu wenige Eiweiße, welche dort empfohlen werden. Die berechneten Kalorien stimmen jedoch mit der Formel hier im Buch überein.

Praktische Anwendung der Kalorien-Zähler-App

Also, hast du dir gerade die App runtergeladen, die ich empfohlen habe?

Nein? Warum nicht?

Diese ist kostenlos und damit kannst du deine Ernährung perfekt steuern! Du willst doch Fett verbrennen und Muskeln aufbauen, oder nicht?

Deswegen, der 1. Schritt ist, lade dir die App „MyFitnessPal" runter! Einfach in den App-Store gehen, dann „MyFitness-Pal" eingeben und installieren und zwar jetzt! (Alternative nach „MyFitnessPal" googeln und am PC oder Tablet nutzen, das geht auch.)

Ich warte hier solange....

So, jetzt hast du die App. Die App ist eigentlich ziemlich selbsterklärend und die Bedienung davon ist sehr einfach. Als erstes solltest du deine Daten dort eingeben, also sowas wie dein Gewicht, dein Alter, deine Aktivität etc. und dann arbeite dich da etwas rein und nutze diese jeden Tag. Du kannst dort jetzt täglich und bei JEDER Mahlzeit und bei JEDEM Getränk genau eintragen, was du verzehrt hast und auch wie viel davon. Das ist nämlich sehr wichtig, wenn du Probleme damit hast, Muskeln aufzubauen und/oder Fett zu verbrennen. Mit dieser Selbst-Kontrolle wirst du genau sehen, ob du die entsprechenden Nährstoffe in der passenden Menge zu dir genommen hast. Das ist in den ersten Tagen vielleicht etwas aufwendig, aber nach kurzer Zeit gewöhnst du dich daran und wirst es automatisch machen, so dass du keinen wirklich großen Zusatzaufwand hast. Zudem bekommst du durch so eine Selbst-Kontrolle ein Gefühl dafür, was du alles isst und wie die einzelnen Nährstoffe in den Lebensmitteln verteilt sind. Du brauchst allerdings zusätzlich eine Küchenwaage, da du die genaue Gramm-Zahl des jeweiligen Lebensmittels oder Getränks angeben musst.

Hier mal eine Empfehlung von mir für eine Küchenwaage:

www.tinyurl.com/kuechenwaage-digital

Oder einfach selbst bei Amazon nach einer geeigneten Waage schauen, falls du keine Küchenwaage Zuhause hast.

Die Mahlzeiten, die du in der Arbeit oder anderswo verzehrst, musst du dann ungefähr eintragen. Du bekommst, wie gesagt, ein Gefühl für die Mengen bzw. das Gewicht nach einer gewissen Zeit. Ansonsten kannst du in der App auch angeben, ob du abnehmen, zunehmen oder dein Gewicht halten willst. Zusätzlich hast du dort die Möglichkeit für die einzelnen Tage anzugeben, ob du Sport gemacht hast, denn dadurch steigt dein Kalorienverbrauch an. Dort musst du dir deine Sporteinheiten selbst gestalten. Du kannst allerdings diese Sporteinheiten einfach voreinstellen (mit den entsprechend verbrannten Kalorien), so dass du diese einfach nur kurz auswählst und diese dann automatisch in die Berechnung deiner Kalorien mit einfließen.

Was solltest du machen, wenn du dein Fitness-Ziel trotz App nicht erreichst?

Wenn du deine Kalorien mit der App jeden Tag berechnest und dein Ziel nicht näher kommt, dann musst du die Kalorien etwas anpassen - ganz einfach!

Wenn du zunehmen möchtest und dein Waage nach einer Woche immer noch dasselbe anzeigt, dann erhöhe deinen Kalorien-Bedarf in der App bzw. deine -Zufuhr nochmal um zusätzliche 200 Kalorien. Wenn du dann immer noch nicht zunimmst, dann erhöhst du nochmal um 200 Kalorien, bis du zunimmst usw.

Beim Abnehmen genau dasselbe Spiel. Wenn du keine Erfolge siehst, dann nochmal die Kalorien um 200 senken. Falls das nichts bringt, nochmal um 200 Kalorien runterfahren usw. Aber behalte immer dein Eiweiß im Auge. Dieses sollte nicht unter 2g je Kilogramm Körpergewicht gehen. Die Kalorien solltest du beim Abnehmen hauptsächlich von den Kohlenhydraten abziehen und beim Zunehmen hauptsächlich durch Eiweiß zuführen.

Fette (die gesunden Fette) sind auch wichtig, vor allem auch für die Hormonbildung, und deswegen ist hier nicht so ein großer Spielraum, um diese anzupassen.

So, wenn du das befolgst, was hier steht, dann ist es nur eine Frage der Zeit, bis du das erreichst, was du möchtest! Du musst natürlich etwas Geduld mitbringen. Nach einem Tag wird sich dein Körper nicht verändern. Aber nach ein oder zwei Wochen wirst du die ersten Erfolge schon sehen und merken. Deswegen setze wirklich alles um, so wie ich es hier beschrieben habe. Du wirst deine Ziele dann zu 100% erreichen!

4.6 Eiweiß-Trick – mehr Eiweiß aufnehmen, ohne mehr zu essen

Eiweiß ist unbedingt notwendig, um Muskeln aufzubauen.

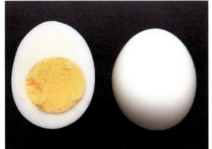

Da gibt es aber einen kleinen Trick, wie man mehr Eiweiß zu sich nehmen kann, ohne mehr Eiweiß gegessen zu haben.

Es geht um die biologische Wertigkeit vom Eiweiß.

Was ist die biologische Wertigkeit und warum ist diese überhaupt wichtig?

Es ist so, dass der menschliche Körper Eiweiß aus der Nahrung aufnehmen muss und dieses dann erst in körpereigenes Eiweiß umwandelt. Dieser Umwandlungs-Prozess wird als biologische Wertigkeit bezeichnet. Dabei soll der Körper am besten möglichst viel körpereigenes Eiweiß aus der Nahrung herstellen und genau das kann man auch zum Teil etwas beeinflussen.

Dazu noch eine andere kurze Erklärung. Eiweiß besteht aus Aminosäuren. Die Aminosäuren sind im Prinzip die einzelnen Bausteine vom Eiweiß. Wenn man Eiweiß zu sich nimmt, muss der Körper das Eiweiß erst aufspalten, um daraus die Aminosäuren zu gewinnen und bei Stoffwechsel-Prozessen im Körper verwenden zu können.

Aber nicht jedes Eiweiß enthält alle Aminosäuren, welche notwendig sind.

Folgende 20 Aminosäuren gibt es:

- Es gibt 8 essentielle Aminosäuren für den Menschen. Essentiell deswegen, weil der Mensch diese nicht selbständig herstellen kann, sondern auf die Zufuhr von außen angewiesen ist. Dies sind einmal: Isoleucin, Leucin, Lysin, Methionin, Phentylalanin, Threonin, Tryptophan und Valin.
- Dann gibt es noch die 2 semi-essentiellen Aminosäuren: Dies ist einmal Arginin und Histidin.
- Und es gibt noch 10 nicht-essentielle Aminosäuren. Diese kann der Körper prinzipiell selbst produzieren. Folgende Aminosäuren zählen dazu: Alanin, Asparagin, Asparaginsäure, Cystein, Glutamin, Glutaminsäure, Glycin, Prolin, Serin und Tyrosin.

Die biologische Wertigkeit hängt mit der Kombination der verschiedenen Aminosäuren zusammen. Das heißt, dass du durch eine bestimmte Kombination der Lebensmittel die biologische Wertigkeit so beeinflussen kannst, dass dein Körper mehr körpereigenes Eiweiß herstellt als du zugeführt hast.

Generell sollte man aber wissen, dass die biologische Wertigkeit bei tierischen Lebensmitteln höher ist als bei pflanzlichen. Dennoch macht es Sinn pflanzliche Eiweiße zu essen, da man so natürlich auch andere wichtige Nährstoffe erhält. Wichtig ist, dass man viele verschiedene Aminosäuren kombinieren sollte. So erhält man dann eine hohe biologische Wertigkeit.

Hier nachfolgend die Tabelle mit Lebensmitteln und der dazugehörigen biologischen Wertigkeit, <u>ohne</u> weiterer Kombination von Lebensmitteln:

Lebensmittel	Biologische Wertigkeit
Vollei	100
Molkenprotein	104-110
Kartoffeln	98-100
Rindfleisch	92
Thunfisch	92
Kuhmilch	88
Edamer Käse	85
Schweinefleisch	85
Soja	84-86
Reis	81
Magerquark	81
Roggenmehl	76-83
Bohnen	72
Mais	72
Putenbrust	70
Roggen	67
Bohnen weiß	63
Vollkornreis	64
Haferflocken	64
Haselnuss	50
Linsen	40-50
Weizenmehl	47
Grüne Erbsen	37
Möhren	36

Hier nachfolgend eine Tabelle mit Lebensmitteln, die in Kombination mit weiteren Lebensmitteln eine sehr hohe biologische Wertigkeit haben. Dazu auch das passende Mischverhältnis.

Proteinquellen	Mischverhältnis	Biologische Wertigkeit
Kartoffel + Vollei	65:35	136
Molke + Kartoffel	70:30	134
Fleisch + Vollkornreis	55:45	128
Milch + Weizenmehl	75:25	125
Vollei + Soja	60:40	124
Vollei + Weizenmehleiweiß	68:32	123
Vollei + Erbsen	55:45	120
Vollei + Milch	76:24	119
Reis + Hefe	85:15	118
Milch + Kartoffeln	51:49	114
Vollei + Mais	88:12	114
Rindfleisch + Kartoffeln	78:22	114
Soja + Reis	55:45	111
Bohnen + Vollei	65:35	109
Soja + Weizen	75:25	103
Kartoffel + Soja	55:45	103
Bohnen + Mais	52:40	98

Man sieht, dass die biologische Wertigkeit steigen kann, wenn man die richtigen Lebensmittel miteinander kombiniert.

Dies nur einmal zur Erklärung.

Man kann das zwischendurch in der Ernährung beachten, aber man sollte sich damit nicht verrückt machen. Man kommt auch so an sein Eiweiß, welches man täglich benötigt.

4.7 Die besten Eiweiß-Lieferanten

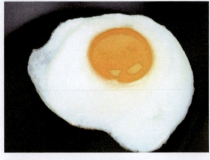

Eiweiß ist der Baustoff, aus dem deine Muskeln bestehen. Natürlich bestehen deine Muskeln auch zu einem sehr großen Teil aus Wasser.

Damit der Körper aber Muskelfasern aufbauen kann, wird eben Eiweiß benötigt.

Eiweiß ist aber nicht nur der Baustoff für die Muskelfasen, Eiweiß wird von deinem Körper auch für viele andere Stoffwechsel-Prozesse benötigt. Mit Stoffwechsel-Prozessen sind Aufbau- und Abbauvorgänge in deinem Körper gemeint. Deswegen ist Eiweiß ein essentieller Makronährstoff, welchen du in ausreichender Menge zu dir nehmen musst.

Eiweiß wird benötigt, damit neue Zellen entstehen können, beispielsweise bei der Blutbildung oder bei der Wundheilung usw.

Die folgenden Lebensmittel enthalten viel Eiweiß:

- Fisch
- Fleisch
- Eier
- Milchprodukte
- Bohnen
- Erbsen
- Linsen
- Nüsse
- Samen
- Haferflocken (für eine Getreidesorte relativ viel)
- usw.

Diese Lebensmittel haben im Vergleich zu anderen Lebensmittel einen hohen Protein-Gehalt. Achte verstärkt auf diese Lebensmittel und verzehre dies abwechselnd, damit du viele verschiedene Nährstoffe und Aminosäuren aufnimmst.

4.8 Die gesündesten Kohlenhydrat-Lieferanten

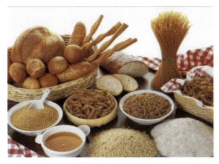

Als erstes sollte man wissen, dass alle Kohlenhydrate im Prinzip eine Form von Zucker für den Körper darstellen.

Allerdings sollte man auch unterscheiden, ob man ganz normalen Industrie-Zucker zu sich nimmt oder eben natürliche Kohlenhydrate.

Den normalen Industrie-Zucker sollte man möglichst wenig oder am besten gar nicht verzehren, denn diesen braucht der Mensch überhaupt nicht. Nur natürliche Kohlenhydrate werden benötigt und diese findet man in normalen Lebensmitteln (gleich dazu mehr…).

Dein Körper braucht Kohlenhydrate, um deine Leistungsfähigkeit aufrechtzuerhalten. Aus Kohlenhydraten gewinnt dein Körper primär seine Energie.

Allerdings sei an dieser Stelle gesagt, dass du darauf achten solltest, nicht mehr Kohlenhydrate zu essen, als dein Körper <u>am Tag</u> benötigt. Wenn du mehr isst, dann wandelt dein Körper den Überschuss an Kohlenhydraten in Fett um. Vor dem Training sind die Kohlenhydrate allerdings sehr wichtig, damit dein Körper genug und durchgehend Energie bei einer Trainingseinheit hat.

Welche Kohlenhydrate gibt es und wo sind die richtigen drin?

Es gibt einmal die kurzkettigen und langkettigen Kohlenhydrate. Diese unterteilen sich nochmals in Einfach-, Zweifach und Mehrfachzucker. Der Einfachzucker geht sehr schnell ins Blut und liefert damit schnell Energie. Allerdings hält dieser Effekt nicht lange an.

Zudem bewirkt viel Einfachzucker starke Insulin-Schwankungen in deinem Körper. Auf Dauer ist das nicht gesund, da die Sensitivität deines Insulins beeinträchtigt werden <u>könnte</u>. Somit sollte man den Einfachzucker nur mäßig konsumieren.

Der Zweifachzucker geht etwas langsamer ins Blut und hält dafür länger deinen Energie-Level aufrecht als der Einfachzucker. Aber auch Zweifachzucker sollte man nur mäßig konsumieren.

Dann gibt es noch den Mehrfachzucker, welcher sehr langsam ins Blut geht und damit auch sehr lange Energie bereitstellt. Auf diesen Zucker sollte man vermehrt setzen.

Diese Zuckerart bzw. diese Kohlenhydrat-Art ist die gesündeste, da hiermit keine starken Schwankungen beim Insulin-Spiegel verursacht werden. Allerdings heißt das nicht, dass man jetzt nur Mehrfachzucker essen sollte, denn eine gesunde Mischung aus beiden ist nützlich und vernünftig. Einfachzucker und Zweifachzucker kommen zum Beispiel auch in Obst vor und dieses sollte man natürlich weiterhin verzehren.

Die folgenden Lebensmittel enthalten Einfach – und Zweifachzucker:

- Bananen
- Pfirsich
- Äpfel
- Birnen
- Trockenfrüchte
- Weizen-Nudeln
- Weizen-Brot
- Reis
- usw.

Die folgenden Lebensmittel liefern Mehrfachzucker:

- Vollkorn-Reis
- Vollkorn-Nudeln
- Vollkorn-Getreide
- Kartoffeln
- Haferflocken
- Nüsse
- Linsen
- usw.

4.9 Die gesündesten Fett-Lieferanten

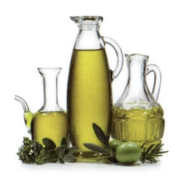

Fett ist nicht immer schlecht. Dein Körper braucht Fett für viele Stoffwechsel-Prozesse, um deine Gesundheit zu erhalten.

Zum Beispiel braucht dein Körper Fett, um die Vitamine A, D, E und K aufzunehmen. Aber es gibt verschiedene Fette und manche sind davon für unseren Körper schädlich.

Es gibt gesättigte, ungesättigte und die Trans-Fettsäuren. Die Transfett-Säuren gehören zu den ungesunden Fetten und entstehen häufig bei der Verarbeitung oder Zubereitung von Lebensmitteln. Diese werden dann auch „gehärtete Fette" genannt.

Zum Beispiel entstehen gehärtet Fette beim Braten mit Fett oder auch bei der industriellen Verarbeitung von Lebensmitteln. Diese Fette erhöhen den Cholesterin-Spiegel und führen auf Dauer zu Verkalkungen in den Arterien. Sie behindern somit den Blutfluss.

Das wirkt sich auf Dauer auf alle Organe aus und beschädigt diese mit der Zeit. Deswegen sollte man möglichst wenig Fertig-Produkte kaufen bzw. verzehren und hauptsächlich nur gesunde Fette zu sich nehmen.

Als gesund gelten die ungesättigten Fettsäuren. Neuerdings sollen Studien belegen, dass die gesättigten Fette auch eine positive Wirkung auf den Körper haben. Diese sollte man allerdings trotzdem mäßig konsumieren. Eine ausgewogene Mischung ist förderlich für die Gesundheit. Somit macht hier die Menge das Gift.

Die ungesättigten Fettsäuren beispielsweise senken den Cholesterin-Spiegel und beugen allen Krankheiten vor, die durch die Trans-Fette hervorgerufen werden. Zudem wirken sich ungesättigte Fette positiv auf das Denkvermögen und die körperliche Leistungsfähigkeit aus.

In den folgenden Lebensmitteln sind Trans-Fettsäuren enthalten:

- stark gebratenes Essen mit Zugabe von Öl oder Fett
- frittierte Lebensmittel
- Schokoriegel
- Popcorn
- Donuts
- einige Margarinen (mittlerweile oft frei von diesen – auf Beschreibung achten)
- Chips
- usw.

In den folgenden Lebensmitteln sind gesättigte Fettsäuren enthalten:

- Kokosnuss
- Wurst
- fettes Fleisch
- Schokolade
- Käse
- Sahne
- Süßwaren
- Eier
- usw.

In den folgenden Lebensmitteln sind ungesättigte Fettsäuren enthalten:

- nicht erhitzte pflanzliche Öle (Sonnenblumenöl, Olivenöl, Rapsöl usw.)
- in Nüssen und Samen (Walnüsse, Paranüsse Mandeln, Leinsamen, Kürbiskerne usw.)
- in fetten See-Fisch-Arten (Lachs, Hering, Forelle und Makrele usw.)
- Avocados
- usw.

Die richtigen Fette sind sehr wichtig für unsere Gesundheit und unsere Leistungsfähigkeit. Auch sind Fette für die Bildung von Hormonen essentiell.

Deswegen sollte man verstärkt darauf achten, dass man gesunde Fette zu sich nimmt.

4.10 Überblick über alle Vitamine, Wirkung und ihr Vorkommen

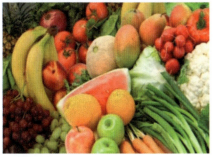

Alle Menschen müssen auf konstanter und regelmäßiger Basis ausreichend mit Vitaminen versorgt werden, um gesund und leistungsfähig zu sein.

Vitamine sind organische Verbindungen, welche vom Körper lediglich nur in geringfügigen Anteilen selbst produziert werden können, der Rest muss über die Nahrung zugeführt werden.

Bei einer Unterversorgung und nicht ausreichender Deckung durch die Nahrung, sollten entsprechende Nahrungsergänzungsmittel in Erwägung gezogen werden.

Auf der Grundlage ihrer chemischen Eigenschaften teilt man Vitamine in zwei Kategorien ein: Einerseits fettlösliche Vitamine (A, D, E, K) und andererseits wasserlösliche Vitamine (B und C).

Damit der Vitaminbedarf gedeckt wird, empfiehlt es sich, auf den Vitamingehalt in den Lebensmitteln zu achten. Ein entscheidender Faktor ist jedoch auch die richtige Zubereitung, wobei grundsätzlich gilt, dass gelagerte und konservierte Lebensmittel einen geringeren Vitamingehalt haben.

Hier nachfolgend ein Überblick über alle Vitamine, ihre Funktionen und Folgen von Mangelerscheinungen.

Vitamin A:

Dieses Vitamin ist insbesondere für seinen positiven Effekt auf das Sehvermögen bekannt. Ein gesundes Zellwachstum, sowie der Schutz der Haut, Stärkung des Immunsystems als auch der Aufbau von Knorpelgewebe sind weitere Auswirkungen von Vitamin A. Nahrungsmittel mit Vitamin A-Gehalt sind z.B. Eier, Käse, Milch, etc. Ein Mangel dieses Vitamins hat negative Konsequenzen, unter anderem Nachtblindheit und die Beeinträchtigung im Sehvermögen, Wachstumsverzögerungen und Knochenverdickungen. Im Gegensatz dazu bewirkt eine Überdosierung, dass Müdigkeit und trockene Haut als Folgewirkung eintreten. Seiner fettlöslichen Eigenschaft wegen, kann Vitamin A vom Körper nur gemeinsam mit Fett (z.B. Milch) aufgenommen werden.

Beta-Carotin (Provitamin A):

Beta-Carotin (oder auch Provitamin A genannt) ist die Vorstufe von Retinol (Vitamin A). Bei Bedarf kann der Körper daraus eigenständig Vitamin A synthetisieren. In roten, grünen und gelben Gemüse- u. Obstsorten, wie z.B. Paprika, Karotten, Blattgemüse oder aber auch diversen Kräutern ist das Provitamin A am häufigsten zu finden.

Vitamin B1 (Thiamin):

Das Vitamin B1 ist für den Zell- und Kohlenhydratstoffwechsel, die Übertragung von Nervenbefehlen und die Muskeln, die Bildung von Kollagen und den Abbau bestimmter Aminosäuren verantwortlich. Ein Mangel an Vitamin B1 zieht Müdigkeit, Appetitlosigkeit und Verdauungsstörungen nach sich. Zu viel dieses Vitamins führt unter anderen zu Hautrötungen. Gute Quellen für Vitamin B1 sind Vollkornprodukte, Hülsen-Früchte und Fleisch.

Vitamin B2 (Riboflavin):

Durch dieses Vitamin wird der Zell- u. Energiestoffwechsel des Körpers reguliert und der Arteriosklerose-Risikofaktor Homocystein deutlich minimiert. Vitamin B2 ist in tierischen Lebensmitteln (Fleisch, Eier etc.) zu finden, aber auch in Getreide und Blattgemüse. Bei Vitamin B2-Mangel sind die üblichen Folgen trockene Haut und Mundwinkel, gerötete Augen, Müdigkeit und im Extremfall Depressionen.

Vitamin B3 (Niacin):

Hier handelt es sich im Grunde genommen nicht wirklich um ein Vitamin - dennoch wird es mit in die B-Gruppe einbezogen. Es ist relevant für den Stoffwechsel, die Neurotransmitter-Bildung, Haut und Nerven und den Cholesterinspiegel. Vitamin B3-haltige Lebensmittel sind tierische Lebensmittel, Hülsenfrüchte, Getreide, Milch und Blattgemüse.

Vitamin B5 (Pantothensäure):

Neben der Förderung von Wundheilung ist Vitamin B5 an der Bildung von Blut, Cortison, Hormonen, Vitamin D und Q10 beteiligt. Es kann in Salben verwendet werden und schafft sogar Abhilfe bei Sonnenbrand. In Nahrungsmitteln, wie z.B. Hefe, Eigelb, Hülsenfrüchten und Vollkornprodukten findet man Vitamin B5 in großen Mengen. Zu große Mengen jedoch können Kopfschmerzen, Jucken und Übelkeit verursachen.

Vitamin B6 (Pyridoxin):

Das Hormon- und Nervensystem, als auch die Regulation des Blutzuckerspiegels, sind von diesem Vitamin abhängig. Der Energiestoffwechsel, ebenso wie der Protein- und Fettwechsel werden von Vitamin B6 beeinflusst. Des Weiteren entgiftet Vitamin B6 auch den Körper und ist für den Sauerstofftransport zuständig. Durchfall und Erbrechen können z.B. bei zu wenig Vitamin B6 im Körper als Folgeerscheinung eintreten. Dieses Vitamin ist beinahe in allen tierischen und pflanzlichen Lebensmitteln vorhanden.

Vitamin B9 (Folsäure):

Vitamin B9 gehört zu den Vitaminen der B-Gruppe. Blutbildung, das Entgiften von Homocystein bis zur Herstellung von Serotonin und Noradrenalin sind die Wirkungsbereiche dieses Vitamins. Bei Vitamin B9-Mangel treten folglich Schlafstörungen, Reizbarkeit, als auch Konzentrationsschwäche u. Infektions-anfälligkeit auf. Hier bieten sich deshalb viel Leber, Spinat, Salat, Eier, Spargel und Hülsenfrüchte an.

Vitamin B12 (Cobalamin):

Der Aminosäure-, Folsäure- und Fettstoffwechsel wird vom Vitamin B12 mitbestimmt. Wie auch das Vitamin B3, entgiftet dieses Vitamin den Körper von Homocystein. Ein Mangel an Vitamin B12 führt zu Blutarmut und Zellteilung im Knochenmark, so wie Depressionen, Blässe und brüchigen Nägeln. Das Besondere an diesem Vitamin ist die Fähigkeit des Körpers, dieses in Leber und Muskeln zu speichern und Reserven von bis zu drei Jahren zu bilden. Vitamin B12 findet man insbesondere in tierischen und fermentierten Lebensmitteln.

Vitamin C (Ascorbinsäure):

Eines der wichtigsten Vitamine ist das Vitamin C, denn es ist sehr bedeutend für ein effizientes Immunsystem. Im Gegensatz zu anderen Vitaminen wird dieses Vitamin vom Körper nicht gespeichert. Verantwortlich ist dieses Vitamin für die Herstellung von Hormonen und Neurotransmittern, die Förderung von Cholesterin-Abbau, das Erhöhen der Eisenaufnahme und den Eisenstoffwechsel. Schlechtere Wundheilung sowie Blutungen von Haut, Schleimhaut und inneren Organen können Folgen einer mangelhaften Vitamin C-Zufuhr sein. Gute Quellen für Vitamin C sind Obst, Gemüse, Kräuter und Kartoffeln.

Vitamin D (Calciferol):

Hier geht es eher um eine hormonelle Vorstufe, die im Muskel- und Fettgewebe gelagert wird. Es ist wichtig für gesunde Knochen und Zähne, reguliert das Verwerten von Kalzium-Phosphat, stützt das Zellwachstum und das Immunsystem. Ein Mangel führt zu Knochenabbau sowie Muskel- und Hörschwäche. Lachs, Hering, Leber und Eidotter sind ausgezeichnete Lebensmittelquellen, wenn es um Vitamin D geht.

Vitamin E (Tocopherol):

Beim Vitamin E handelt es sich eigentlich um einen Sammelbegriff, welcher 8 Vitamine umfasst, die gleichartige Funktionen erfüllen – die einzigen Unterschiede liegen in ihrer chemischen Struktur und Wirksamkeit. Positive Auswirkungen sind Entzündungshemmung und die Verbesserung der Ausdauer. Zu wenig Vitamin E verursacht ein höheres Krebsrisiko sowie Muskel- und Konzentrationsschwäche. Pflanzenöle, z.B. Sonnenblumenöl, aber auch Nüsse und Samen sind gute Vitamin E-Lieferanten.

Vitamin H (Biotin):

Seine positiven Wirkungen auf die Haare und die Haut sind das Markenzeichen dieses Vitamins. Die Senkung von Blutzucker und die Unterstützung des Nervensystems als auch des Knochenmarks sind weitere Wirkungseffekte dieses Vitamins. Zu wenig Vitamin H hat zur Folge: Haarausfall, Muskelschmerzen, Blutarmut, brüchige Nägel und einen gestörten Fettstoffwechsel. Leber, Eigelb, Hülsenfrüchte, Hefe, Nüsse und Milch sind einige der Nahrungsmittel, in denen Vitamin H vorhanden ist.

Vitamin K (Phyllochinon & Menachinon):

Hier geht es eigentlich um zwei Vitamine. Eines davon, das Vitamin K1, wird über die Nahrung zugeführt und das andere - das Vitamin K2 - wird im Darm hergestellt. Dieses Vitamin-Doppelpack verhindert Plaque-Bildung am Herzen, ist für den Stoffwechsel in den Knochen von großer Bedeutung sowie auch für die Blutgerinnung. Ein Mangel an Vitamin K kann zu Nasen- und Zahnfleischblutungen führen, ebenso auch zu Blutergüssen.

4.11 Nährwert-Tabellen – Nährstoffe auf einen Blick

Um ein Gefühl für die Nährstoff-Verteilung zu bekommen, habe ich hier noch ein paar Nährwert-Tabellen eingefügt. Hier kann man auf einen Blick sehen, welche Makro-Nährstoffe in den jeweiligen Lebensmitteln enthalten sind. Die Nährwertangaben in den Tabellen sind <u>immer auf 100g</u> des jeweiligen Lebensmittels angegeben. Das sollte unbedingt beachtet werden. Also wenn in der Tabelle ein Döner beispielsweise mit 171 kcal angeben ist, dann sollte man wissen, dass der ganze Döner ungefähr 350 Gramm wiegt und somit ca. 600 kcal hat. Das gilt für andere Lebensmittel auch.

Nährwert-Tabelle Früchte

Früchte	Kalorien	Kohlenhydrate	Proteine	Fette
Apfel	54	11,4 g	< 2,0 g	< 0,5 g
Avocado	217	0,4 g	< 2,0 g	23,5 g
Banane	91	21 g	< 2,0 g	< 0,5 g
Birne	56	12,4 g	< 2,0 g	< 0,5 g
Blaubeere	41	7,5 g	< 2,0 g	< 0,5 g
Dattel	280	64 g	< 2,0 g	< 0,5 g
Erdbeere	32	5,4 g	< 2,0 g	< 0,5 g
Himbeere	33	4,7 g	< 2,0 g	< 0,5 g
Kaki	70	17 g	< 2,0 g	< 0,5 g
Kirsche	63	13,4 g	< 2,0 g	< 0,5 g
Kiwi	51	9,1 g	< 2,0 g	< 0,5 g
Mandarine	48	10,2 g	< 2,0 g	< 0,5 g
Nektarine	55	12,5 g	< 2,0 g	< 0,5 g
Orange	43	8,3 g	< 2,0 g	< 0,5 g
Pfirsich	43	8,9 g	< 2,0 g	< 0,5 g
Pflaume	50	10,2 g	< 2,0 g	< 0,5 g
Rosine	296	69 g	< 2,0 g	< 0,5 g
Weintraube	69	15,7 g	< 2,0 g	< 0,5 g
Zitrone	36	3,3 g	< 2,0 g	< 0,5 g

Nährwert-Tabelle Gemüse

Gemüse	Kalorien	Kohlenhydrate	Proteine	Fette
Aubergine	17	2,6 g	1,5 g	< 0,5 g
Blumenkohl	23	2,3 g	2,5 g	< 0,5 g
Brokkoli	28	2,6 g	3,5 g	< 0,5 g
Champignons	16	0,5 g	2,5 g	< 0,5 g
Erbse	83	12,4 g	3,5 g	< 0,5 g
Gurke	12	1,9 g	0,5 g	< 0,5 g
Karotte	30	6 g	2,0 g	< 0,5 g
Kartoffel	71	14,9 g	2-4 g	< 0,5 g
Kohlrabi	24	3,9 g	1,9 g	< 0,5 g
Mais	90	15,8 g	3,0 g	1,5 g
Oliven	345	5 g	1,5 g	36 g
Paprika	36	5,9 g	1,5 g	< 0,5 g
Radieschen	14	2,2 g	1,0 g	0,1 g
Rosenkohl	31	2,5 g	4,5 g	0,5 g
Rotkohl	22	3,5 g	1,5 g	0,3 g
Sellerie	19	2,4 g	1,0 g	0,4 g
Spargel	14	1,2 g	2,0 g	0,1 g
Spinat	20	0,8 g	2,5 g	0,4 g
Tomate	18	2,7 g	2,0 g	0,2 g
Wirsing	28	3,1 g	3,0 g	0,3 g
Zucchini	20	2 g	1,5 g	0,4 g
Zwiebel	28	4,8 g	1,5 g	0,4 g

Nährwert-Tabelle Fleisch/Fisch

Fleisch / Fisch	Kalorien	Kohlenhydrate	Proteine	Fette
Hähnchenbrust	110	0 g	23 g	2,0 g
Putenbrust	108	0 g	21 g	3,0 g
Rind	155	0 g	29 g	4,0 g
Hackfleisch gem.	234	0 g	23 g	15 g
Rinderhack	239	0 g	24 g	15 g
Schweineschnitzel	230	12 g	23 g	12 g
Kalbsschnitzel	307	5,5 g	22 g	21 g
Schweinebauch	262	0 g	17 g	22 g
Fischstäbchen	192	17 g	14 g	7,5 g
Räucherlachs	172	0 g	19 g	11,5 g
Thunfisch in Öl	112	0 g	25 g	8 g
Thunfisch im Saft	97	0 g	24 g	0,6 g
Wildlachs	93	0 g	19 g	1,5 g
Garnelen	87	0 g	19 g	1 g
Ei	137	1,5 g	12 g	9 g

Nährwert-Tabelle Süßigkeiten und Fastfood

Süßigkeiten / Fastfood	Kalorien	Kohlenhydrate	Proteine	Fette
Vollmilchschokolade	540	57 g	6 g	32 g
Marzipan	450	47 g	8 g	26 g
Pralinen	540	46 g	7 g	36 g
Chips	530	48 g	6 g	35 g
Weingummi	330	78 g	4 g	1 g
Nutella	547	56,9 g	6,6 g	31,8 g
Butterkekse	430	74 g	8 g	11 g
Döner	171	21 g	10 g	5 g
Big Mac	234	21 g	13 g	12 g
Pizza	266	33 g	11 g	10 g
Currywurst	231	5 g	14 g	18 g
Pommes mit Mayo	187	13 g	2 g	14 g

4.12 Welche Nahrungsergänzung ist sinnvoll?

Viele, bzw. sogar die meisten Nahrungsergänzungsmittel, sind überflüssig!

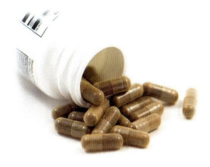

In den meisten Fällen können diese Nährstoffe problemlos und ganz normal über die Ernährung abgedeckt werden. Aus diesem Grund bedarf es in den meisten Fällen auch keiner zusätzlichen Ergänzung.

Wenn man zusätzlich etwas einnehmen möchte, dann sollte dies wenigstens sinnvoll ausgewählt werden, da man sonst viel Geld einfach nur wegwirft. Das heißt, dass solch eine Nahrungsergänzung wirklich helfen muss und einen merkbaren Effekt bringen sollte. Wenn man sich etwas mit den verschiedenen Nährstoffen beschäftigt, dann merkt man aber schnell, dass viele Ergänzungsmittel einfach nur Geldmacherei sind.

Deswegen möchte ich hier ein paar Tipps geben, was wirklich sinnvoll sein könnte.

Einige sinnvolle Nahrungsergänzungen könnten aus meiner Sicht solche sein, die aus natürlichen Zutaten hergestellt wurden. Damit sind Nährstoffe gemeint, welche in der Gesamtheit aus der Natur extrahiert, getrocknet und zu einer Tablette gepresst wurden. So bleiben die Nährstoffe in der natürlichen Form und haben dann auch eine vernünftige Wirkung. Hiermit sind Ergänzungen gemeint, welche eher die Vitamine und Mineralien decken sollen. Sinnvoll kann es auch sein, zum Beispiel Eiweiß zu ergänzen, wenn man es nicht schafft, seinen täglichen Bedarf durch die Ernährung zu decken. Aber wirklich nur dann, wenn man es nicht schafft. Ansonsten bringt der Überschuss an Eiweiß keinen zusätzlichen Effekt und steigert auch nicht das Muskelwachstum. Zu viel Eiweiß kann auch schädlich für die Nieren werden, da der Überschuss an Eiweiß dann ausgeschieden wird und die Nieren müssen dieses verarbeiten.

Dies tritt aber nur bei extremer Überdosierung ein.

Eine weitere sinnvolle Nahrungsergänzung ist das Kreatin. Dieses gehört wohl zu den bekanntesten Nahrungsergänzungsmitteln im Fitness-Bereich. Das Kreatin dient zur Leistungssteigerung und lagert vermehrt Wasser im Muskel ein. Das Kreatin kann wirklich sinnvoll sein und hat auch eine nachgewiesene Wirkung. Dabei sollte man aber stinknormales Monohydrat nehmen. Dieses ist am günstigsten und hat genau dieselbe bzw. sogar eine bessere Wirkung als irgendwelche anderen neuartigen Kreatin-Sorten, weil man dann auch eine vernünftige Menge davon einnehmen kann. Auch sinnvoll kann es aus meiner Sicht sein, Lebertran zu sich zu nehmen, da dieses Vitamin D enthält. Bei diesem Vitamin ist es so, dass viele Menschen einen Mangel daran haben. Deswegen kann hierbei eine Ergänzung in Form von Lebertran Sinn machen.

Hier nachfolgend ein paar Links zu guten Nahrungsergänzungen:

- **Spirulina**
  Diese werden aus Algen gemacht und sind extrem nährstoffreich.
  (Link: www.dp-fitness.de/spirulina)

- **Kreatin**
  Leistungssteigerung, Kraftzuwachs und Gewichtszunahme
  (Link: www.dp-fitness.de/kreatin)

- **Eiweiß-Pulver**
  als Ergänzung zum Muskelaufbau
  (Link: www.dp-fitness.de/protein)

- **Lebertran**
  als Ergänzung für Vitamin D und Omega 3 Fettsäuren
  (Link: www.dp-fitness.de/lebertran)

Dies wären einmal aus meiner Sicht gute Nahrungsergänzungsmittel. Man sollte aber vorwiegend auf eine richtige Ernährung achten und sich nicht nur auf solche Zusätze verlassen. Denn es ist, wie auch schon der Name sagt, nur eine Ergänzung und kein Ersatz.

Die Ernährung muss trotzdem passen und man muss auch genug essen, denn die Muskeln wachsen nicht durch Nahrungsergänzungsmittel. Es ist nur eine Ergänzung. Vor allem Leute, die Schwierigkeiten mit einer ausreichenden und vollwertigen Ernährung haben, können von einigen Nahrungsergänzungsmitteln profitieren.

Vom Kreatin kann allerdings jeder etwas Positives abgewinnen, da dieses der allgemeinen Leistungs- bzw. Kraftsteigerung dient.

4.13 Zehn Tipps für gesundes Essen und somit besseren Muskelaufbau und eine schnellere Fettverbrennung

Zum Schluss noch einmal ein paar kurze und allgemeine Fitness-Tipps.

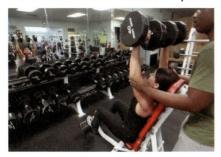

Tipp Nr. 1 - Obst und Gemüse essen

Egal, ob du Muskeln aufbauen willst oder einfach nur etwas abnehmen möchtest, eine gesunde Ernährung ist für beide Ziele förderlich. Deshalb ist es wichtig, genügend Obst und Gemüse zu essen. Obst und Gemüse liefern dir viele wichtige Vitamine, Mineralien und sekundäre Pflanzenstoffe. Dabei haben sie wenige Kalorien und schützen deinen Körper vor dem Krankwerden.

Tipp Nr. 2 – Frühstücken

Fakt ist, dass sehr viele Leute nicht frühstücken! Du solltest als Kraftsportler, aber auch als normaler Fitness-Sportler, immer frühstücken. Normalerweise hast du ungefähr 8 Stunden geschlafen und dein Körper ist danach erstmal leer. Deswegen solltest du deinem Körper eine neue „Tankfüllung" mit Nährstoffen verpassen und somit ein gesundes und vollwertiges Frühstück zu dir nehmen, damit du energiegeladen in den Tag starten kannst.

Tipp Nr. 3 – Ausreichend trinken

Die meisten Leute trinken zu wenig. Du solltest immer darauf achten, dass du genügend trinkst. Dein Körper besteht zu ca. 70 % aus Wasser! Dabei sollte man am besten über den Tag verteilt viel normales klares Wasser trinken. Regelmäßiges Wassertrinken bewirkt, dass du dich fitter, wacher, lebendiger und gesünder fühlst. Es hilft deinem Körper, sich zu reinigen und sogar beim Fettabbau ist Wasser ein gutes Hilfsmittel!

Tipp Nr. 4 – Essen selbst zubereiten, keine Fertiggerichte

Durch eine frische Zubereitung bleiben die Vitamine und Mineralien in deinem Essen erhalten. Bei Fertiggerichten oder bei Verwendung von vielen fertigen und stark verarbeiteten Zusätzen gehen viele Nährstoffe verloren. Eine frische Zubereitung ist viel gesünder und wirkt sich auf alle Körperfunktionen aus. Dein Körper verbrennt so schneller Fett und baut mehr Muskeln auf.

Tipp Nr. 5 – Zucker und Salz meiden

Industriell verarbeiteter Zucker wirkt sich negativ auf die komplette Gesundheit aus. Zu viel Zucker bewirkt, dass dein Fettgehalt steigt und das Risiko für viele Krankheiten deutlich erhöht wird. Salz bindet Wasser und führt bei übermäßigem Konsum zu vermehrter Wasseransammlung im Körper. Beides sollte gering gehalten werden, da von beiden Dingen die meisten Leute zu viel zu sich nehmen.

Tipp Nr. 6 – Gut gekaut ist halb verdaut

Diesen Spruch hast du vielleicht schon mal gehört. Durch gutes Vorkauen zerkleinerst du die Nahrung. Dein Magen hat dann später weniger Arbeit, die Nahrung zu verdauen und sich die Nährstoffe aus der Nahrung zu ziehen. Zudem bewirkst du durch gutes Kauen, dass du vermehrt Speichel produzierst und mit runterschluckst. Dein Speichel wirkt bei der Verdauung mit und unterstützt diese. So kann dein Körper die Nährstoffe besser verarbeiten.

Tipp Nr. 7 – Viele Hülsenfrüchte essen

Hülsenfrüchte sind wahre Nährstoffbomben! Alle Hülsenfrüchte haben sehr viele Vitamine, Mineralstoffe und Eiweiß! In vielen Fällen haben Hülsenfrüchte dabei sehr wenige Kalorien! Somit kannst du davon viel essen und somit viele gesunde Nährstoffe zu dir nehmen – ohne, dass du schnell davon zunimmst. Typische Hülsenfrüchte sind Bohnen, Erbsen und Linsen.

Tipp Nr. 8 – Fette in den Mahlzeiten vermeiden

Beim Fett sollte man etwas aufpassen und dieses reduzieren, da Fett die meisten Kalorien hat - nämlich ca. 9,3 kcal auf ein Gramm. Wenn du viel davon isst, steigen die Kalorien über den Tag und dein Körper muss mehr arbeiten bzw. verbrennen. Wenn dein Körper nicht alle Kalorien verbrennt, steigt dein Körperfett-Gehalt. Allerdings sollte sich die Reduktion hauptsächlich auf ungesunde Fette beziehen (Kapitel 4.9).

Tipp Nr. 9 – Ausdauersport - Joggen

Ausdauersport ist sehr wichtig - egal, ob du Muskeln aufbauen oder deine Fettverbrennung ankurbeln willst. Ausdauersport bewirkt, dass dein Herz kräftiger wird, dein Blut-Volumen steigt, deine Durchblutung verbessert wird, dein Lungen-Volumen sich erhöht und dein Stoffwechsel auf Hochtouren kommt! Das fördert den Muskelaufbau und die Fettverbrennung.

Tipp Nr. 10 – Sonne und Bewegung an der frischen Luft

Bewegung an der frischen Luft wirkt sich positiv auf deine Stimmung und deine Gesundheit aus. An der frischen Luft fühlt man sich lebendiger und fitter. Das liegt zum einen an der Luft selbst, aber auch an der Helligkeit bzw. der Sonne. Denn auch die Sonne ist wichtig für unsere Gesundheit. Durch Sonnen-Einstrahlung auf der Haut wird im Körper Vitamin D3 produziert. Die meisten Leute haben einen Mangel an diesem Vitamin. Allerdings ist dieses Vitamin extrem wichtig für uns. Es schützt deine Knochen, steuert sehr viele Stoffwechsel-Prozesse im Körper, sorgt für gute Laune, steigert deine körperliche und geistige Leistungsfähigkeit, wirkt gegen Müdigkeit und schützt vor vielen Krankheiten. Also raus in die Sonne!

Schluss

Vielen Dank, dass du mein Buch gelesen hast!

Ich hoffe, dass ich dir bei deinem Training mit meinen Wissen helfen konnte. Falls du weitere Tipps brauchst, kannst du auch gerne meine Webseite besuchen!

www.gym-coaching.de

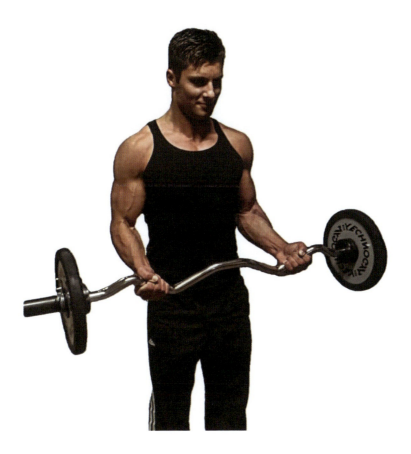

Damian Polasik

Sport- und Fitnesskaufmann

Printed in Germany
by Amazon Distribution
GmbH, Leipzig